Técnicas de energía muscular

Guía práctica para fisioterapeutas

JOHN GIBBONS

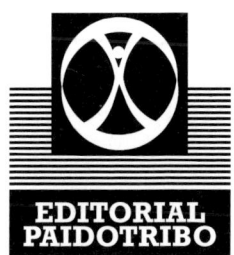

EDITORIAL PAIDOTRIBO

Publicado según acuerdo con North Atlantic Books.

Copyright de la edición original: © 2011, 2013 by John Gibbons. All rights reserved

Título original: *Muscle Energy Techniques: A Practical Guide for Physical Therapist*

Traducción: Beatriz Villena

Diseño cubierta: Rafael Soria

© 2014, John Gibbons

Editorial Paidotribo
Les Guixeres
C/ de la Energía, 19-21
08915 Badalona (España)
Tel.: 93 323 33 11 – Fax: 93 453 50 33
http://www.paidotribo.com
E-mail: paidotribo@paidotribo.com

Primera edición:
ISBN: 978-84-9910-560-4
BIC: MFG; VXH; VFMS

Fotocomposición: Editor Service, S.L.
Diagonal, 299 – 08013 Barcelona

Impreso en España por Sagrafic, S.L.

Índice

Prefacio

Durante muchos años, he impartido clases de fisioterapia y, en ocasiones, me he sentido decepcionado al encontrarme con muchos alumnos que han recibido formación sobre las técnicas de energía muscular (TEM), pero que no entienden realmente en qué consisten.

Para ser honesto, tengo que reconocer con la mano en el corazón que utilizo una TEM o una variación de alguna con cada paciente que trato, y considero que son un componente importante del plan de tratamiento general. Sin las TEM, seguiría siendo capaz de tratar los síntomas de mis pacientes; pero desde que incorporé las TEM, siento que son "las guindas del pastel" que posibilitan que mis pacientes experimenten una reducción de sus síntomas.

Quería escribir un libro que permitiera a cualquier estudiante de fisioterapia entender fácilmente las TEM, pero que también resultara de ayuda para los fisioterapeutas cualificados. Este libro está dirigido a cualquier persona del campo de las terapias físicas que quiera acceder a las TEM de forma fácil y sin complicar en exceso el tema.

Incluso en mi programa de cinco años en osteopatía, las técnicas de energía muscular ocupaban una parte muy pequeña del curso, así que estaba bastante decepcionado por la forma en que se trata el tema, ya que mis estudiantes ni siquiera entendían cuándo ni cómo se utilizan las TEM.

Desde entonces prometí que escribiría un libro con un estilo simple y directo para que los estudiantes —ya sean de osteopatía, quiropráctica, fisioterapia o fisioterapia del deporte— pudieran entender las TEM y, lo que es más importante, pudieran aplicarlas a sus pacientes sin confusión alguna.

Agradecimientos

Para mí es un gran honor y me siento tremendamente privilegiado por haber podido realizar este libro con Jon Hutchings, de Lotus Publishing. Como se puede imaginar, al igual que en cualquier libro, nos ha llevado interminables horas recopilar minuciosamente toda la información y, por fin, ya está hecho.

Mis agradecimientos a Robert White de Physique Management, que también es mi mejor amigo, porque sin su ayuda este libro nunca habría visto la luz. También quiero decir que Robert ha sido como un padre para mí, así como un buen amigo; me ha ayudado en multitud de ocasiones a perseguir mis sueños durante mi carrera como fisioterapeuta. Muchas gracias, una vez más.

Me gustaría decir algo sobre mi hijo, Thomas Rhys Gibbons, que en el momento de escribir este libro tiene once años. Espero que consiga grandes cosas en su vida y que yo sea una inspiración para él tanto como él lo es para mí. Parte de este libro es para ti, Tom, porque quería demostrarte que, con algo de motivación y, lo que es más importante, con un objetivo en la vida, todo puede hacerse realidad. Me ha encantado ser tu padre durante estos once años y espero que tú también hayas disfrutado del tiempo que has pasado conmigo. Siempre estaré ahí cuando me necesites y te quiero mucho; siempre serás Tom-Tom para mí.

Perdí a mi padre por culpa del cáncer cuando sólo tenía nueve años, así que espero estar aquí para mi hijo durante muchos, muchos años. Parte de lo que me ha impulsado a progresar y buscar el éxito en la vida es el hecho de que no tuve una figura paterna durante mi adolescencia. Quería seguir los pasos de mi padre y unirme al ejército, así que me alisté con dieciséis años. Todavía pienso en ti cada día, papá, y te echo mucho de menos.

A mi madre, Margaret Gibbons, y a mi hermana, Amanda Williams. Os agradezco de todo corazón que me aguantarais cuando era un adolescente problemático. Este libro es para demostrar que, con determinación y persistencia, se puede conseguir algo en la vida aunque los resultados académicos no acompañen.

Otra persona a la que me gustaría mencionar y a la que querría mostrar mi agradecimiento es Norman Basson. Norman era un fisioterapeuta militar que me enseñó fisioterapia del deporte hace muchos años. Resultó ser un gran tutor de fisioterapia y creo que me dio la inspiración necesaria para perseguir mi sueño. Sin la orientación y guía de Norman, este libro no habría sido posible.

Me gustaría mencionar y agradecer a Leon Chaitow por todos los libros que ha producido a lo largo de los años para osteópatas y fisioterapeutas. Sus libros han permitido que los terapeutas entiendan mejor la terapia física, ya sean osteópatas, quiroprácticos, fisioterapeutas o terapeutas físicos. Leon, sólo aspiro a lo que tú has conseguido en la vida y espero que encuentres mi libro interesante.

Mis agradecimientos a uno de los modelos, Jack Meeks, del departamento de deportes de la Universidad de Oxford.

Y, por último, a Denise, mi prometida y futura esposa, gracias. Denise ha sido la modelo principal del libro y la persona que más me ha apoyado, dándome la libertad necesaria para alcanzar mis sueños.

Terminología anatómica

1

La posición anatómica proporciona un punto de referencia estándar para un individuo: cuerpo recto, con cabeza, ojos y dedos de los pies hacia delante, y los brazos y manos colgando a ambos lados, con las palmas de las manos giradas hacia delante.

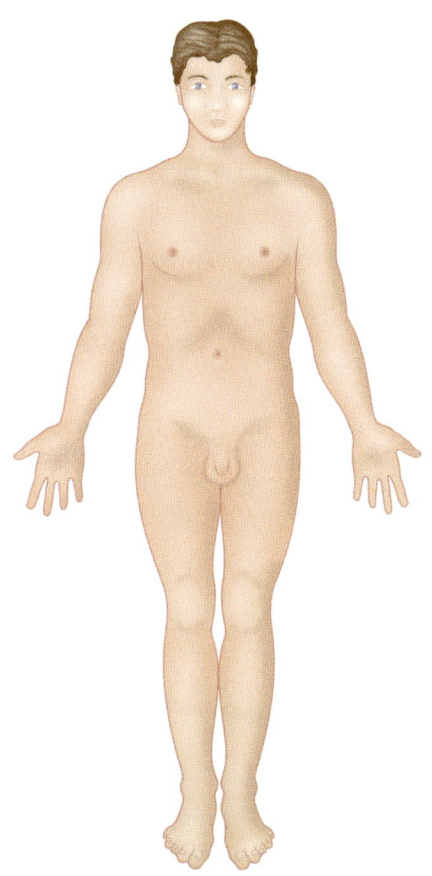

Términos para describir posición y dirección

Aferente Dirigido hacia dentro, hacia un órgano o parte del cuerpo; por ejemplo, la médula espinal.

Anterior Situado en o hacia la parte frontal del cuerpo. También llamado ventral. Un término con el prefijo "antero" significa "delante".

Distal Remoto o lejos de cualquier punto de origen de una estructura. Del latín *distans*, que significa "distante".

Dorso La superficie trasera o posterior de algo; por ejemplo, la parte trasera de la mano o la superficie superior del pie.

Eferente Que se aleja de un órgano o una parte del cuerpo.

Inferior Situado debajo o dirigido hacia abajo, lejos de la cabeza. También conocido como caudal.

Lateral Hacia el lado o ubicado lejos de la línea media del cuerpo o de un órgano.

Medial Hacia la línea media del cuerpo o de un órgano.

Palmar Relacionado con la superficie anterior (palma) de la mano.

Periférico Hacia la superficie exterior del cuerpo o de un órgano.

Plantar Relacionado con la superficie posterior (planta) del pie.

Posterior Situado en o hacia la parte trasera del cuerpo. También llamado dorsal. Postero es el prefijo que se puede combinar para indicar una relación con la parte posterior; por ejemplo, posterolateral.

Profundo Situado lejos de la superficie corporal.

Pronación Posición del cuerpo en la que la superficie ventral (anterior) mira hacia abajo.

Proximal Cercano a cualquier punto de origen de una estructura. Del latín *proximus*, que significa "cerca".

Superficial Situado cerca de o en la superficie del cuerpo.

Superior Situado por encima, hacia la cabeza. También conocido como cefálico.

Supinación Posición del cuerpo en la que la superficie ventral (anterior) mira hacia arriba

Otros términos

Acortamiento Hace referencia al grado de estiramiento que resulta de una pérdida de leve a moderada del arco de movimiento.

Agonistas Músculos que proporcionan la mayor parte de la fuerza necesaria para realizar un movimiento. También conocidos como músculos agonistas principales.

Antagonistas El grupo de músculos que se oponen a los agonistas.

Contractura Hace referencia al grado de acortamiento que resulta de una pérdida marcada del arco de movimiento.

Debilidad Hace referencia a un intervalo de fuerza muscular que va de cero a correcto.

Desequilibrio muscular Estado que se produce cuando un músculo está rígido y duro, y su antagonista suele estar estirado y debilitado.

Planos de movimiento del cuerpo

2

Planos del cuerpo

El plano medio sagital (o mediano) es un plano vertical que se extiende en dirección anteroposterior y que divide el cuerpo en una parte derecha y otra izquierda. En la práctica, se trata del plano de movimiento hacia delante y hacia atrás. Un plano sagital es cualquier plano paralelo al plano mediano. (*Sagitta* es la palabra latina para "flecha".)

El plano coronal (o frontal) es un plano vertical que divide el cuerpo en una porción anterior y otra posterior. Se encuentra en ángulo recto con el plano sagital y, en la práctica, es el plano de movimiento lateral.

El plano transversal (u horizontal) es un corte horizontal que divide el cuerpo en una sección superior y otra inferior. Se encuentra en ángulo recto a los otros dos planos y, en la práctica, es el plano de movimiento rotacional.

Frontal (coronal)

Sagital (mediano)

Transversal (horizontal)

Figura 2.1. Planos del cuerpo.

Términos para describir el movimiento

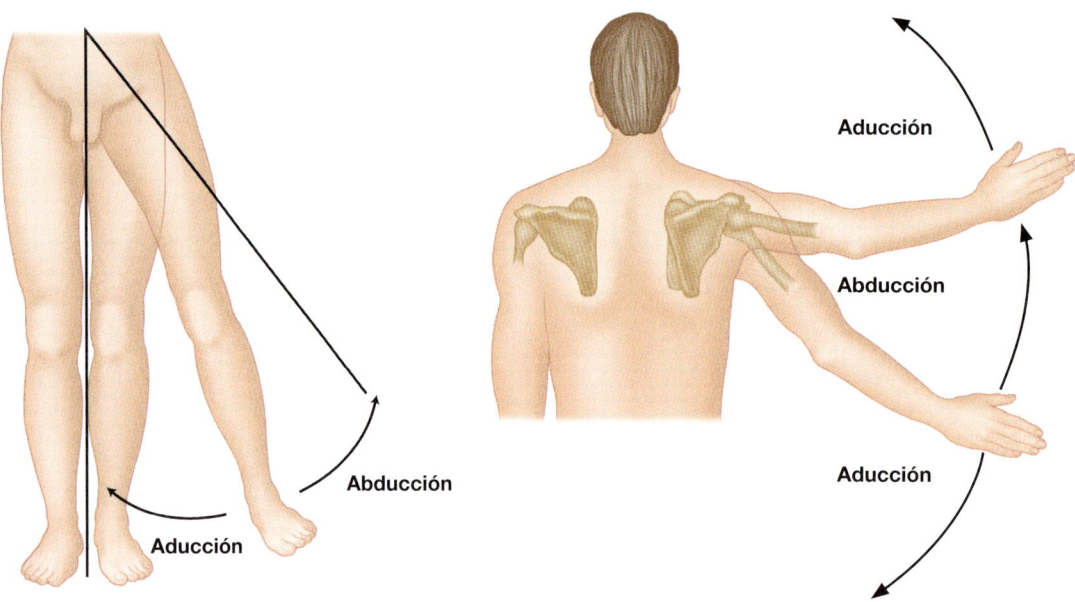

Figura 2.2. Abducción: movimiento que se aleja de la línea media del cuerpo (o de vuelta de la aducción).

Figura 2.3. Aducción: movimiento que se acerca a la línea media del cuerpo (o de vuelta de la abducción).

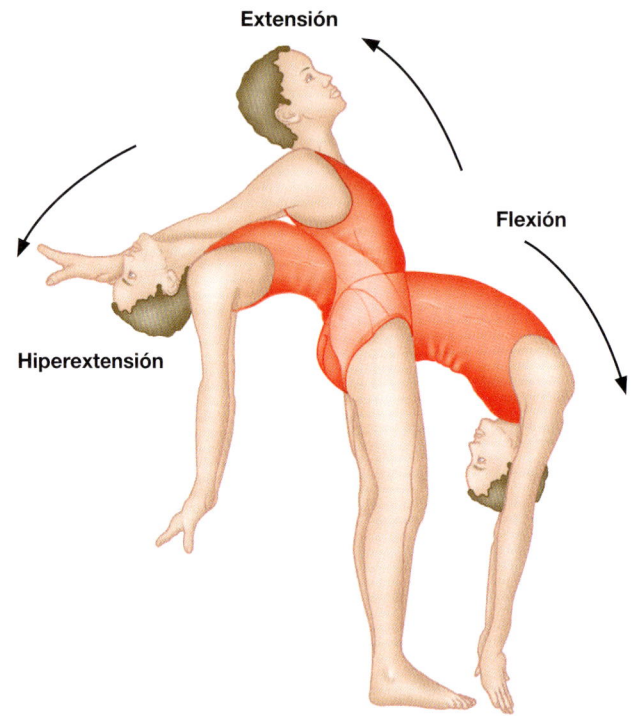

Figura 2.4. Extensión: movimiento que endereza o aumenta el ángulo entre huesos o entre partes del cuerpo. (La hiperextensión es una extensión extrema o excesiva más allá del ángulo normal.) Flexión: movimiento que implica una inclinación; por ejemplo, doblar la columna hacia delante.

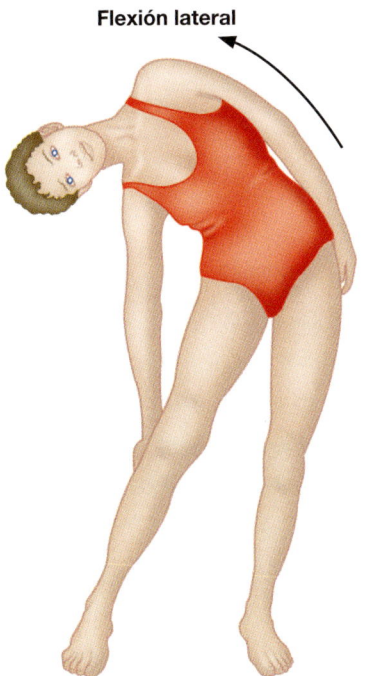

Flexión lateral

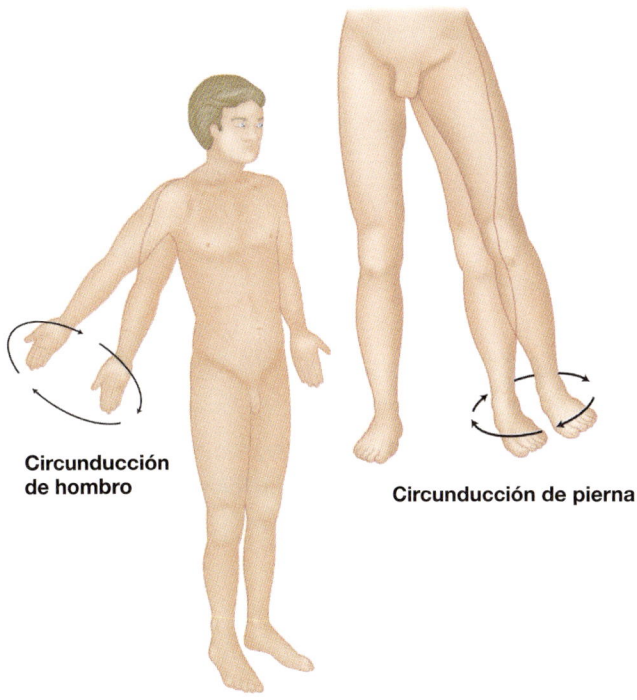

Circunducción de hombro

Circunducción de pierna

Figura 2.5. Flexión lateral: inclinación del cuerpo o la cabeza hacia un lado, en el plano coronal.

Figura 2.6. Circunducción: movimiento en el que el extremo distal de un hueso se mueve en círculos, mientras que el extremo proximal permanece relativamente estable. Combina flexión, extensión, abducción y aducción.

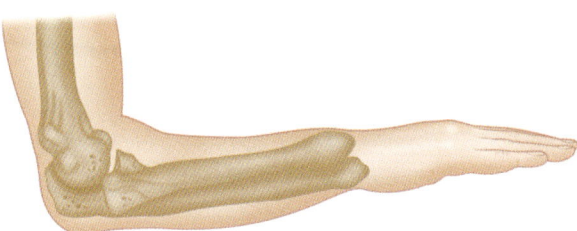

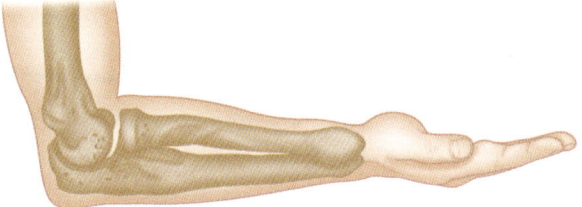

Figura 2.7. Pronación: rotación medial del antebrazo para girar la palma de la mano hacia abajo, hacia el suelo, o posteriormente para adoptar la posición anatómica.

Figura 2.8. Supinación: rotación lateral del antebrazo para girar la palma de la mano hacia arriba, hacia el techo, o anteriormente para adoptar la posición anatómica.

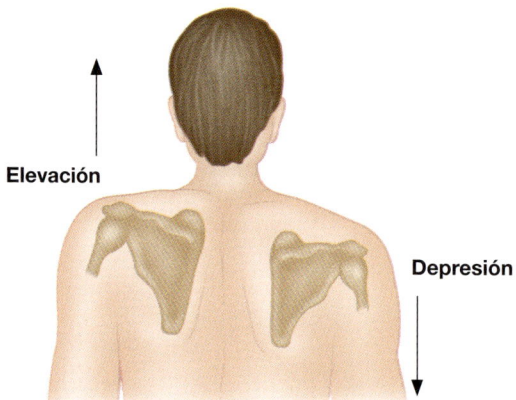

Figura 2.9. Elevación: movimiento de una parte del cuerpo hacia arriba en el plano frontal.

Figura 2.10. Depresión: movimiento de una parte elevada del cuerpo hacia abajo, a la posición original.

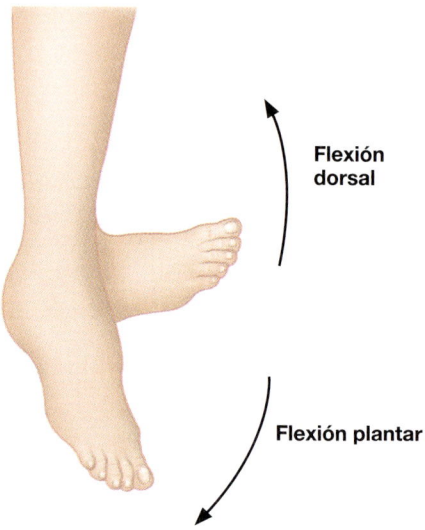

Figura 2.11. Flexión plantar: apuntar con los dedos de los pies hacia abajo.

Figura 2.12. Flexión dorsal: apuntar con los dedos de los pies hacia arriba.

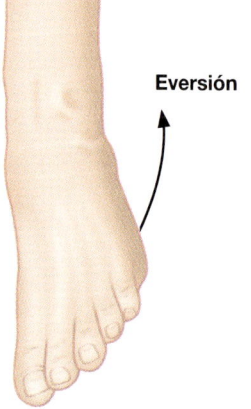

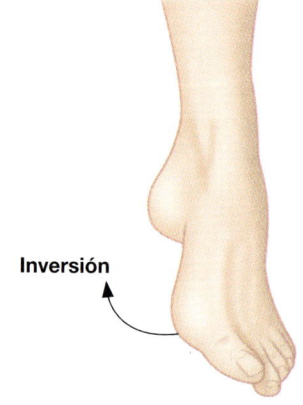

Figura 2.13. Eversión: girar la planta de los pies hacia fuera. La eversión es parte de un movimiento conocido como pronación.

Figura 2.14. Inversión: girar la planta de los pies hacia dentro. La inversión es parte de un movimiento conocido como supinación.

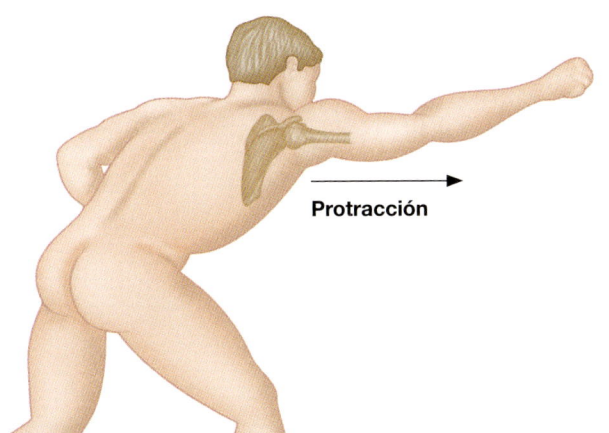

Protracción

Figura 2.15. Protracción: prolongación y alargamiento de la escápula alejándola de la línea media. Movimiento hacia delante en el plano transversal.

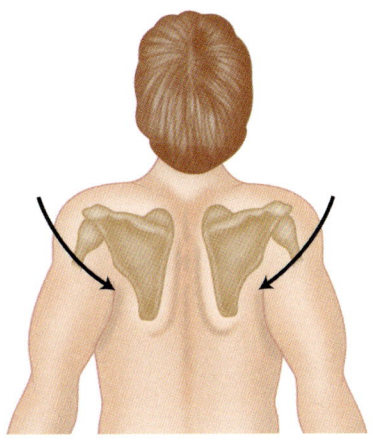

Figura 2.16. Retracción: recoger y acortar la escápula hacia la línea media. Movimiento hacia atrás en el plano transversal.

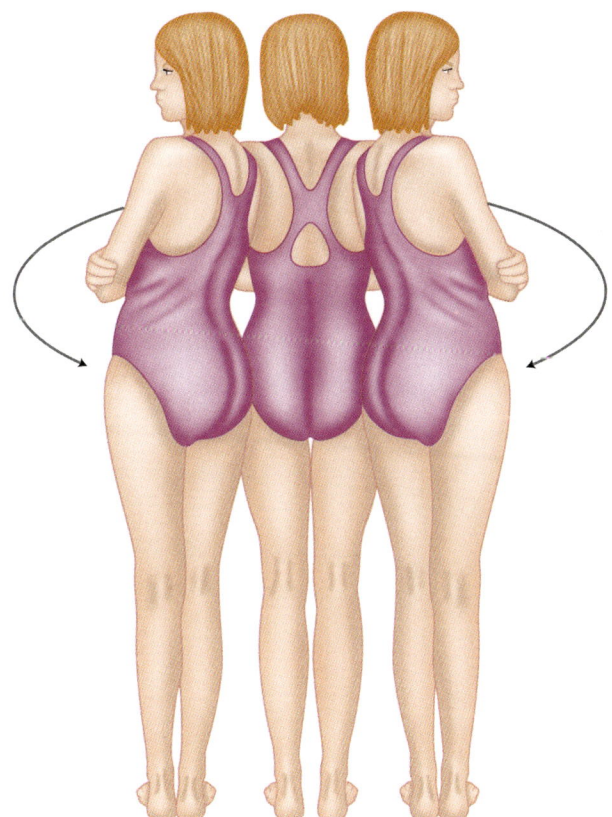

Figura 2.17. Rotación: girar en torno a un eje fijo. Por rotación medial se entiende girar hacia dentro, hacia la línea media. Por rotación lateral se entiende girar hacia fuera, alejándose de la línea media.

Músculos y funciones

3

El cuerpo humano contiene más de 215 pares de músculos esqueléticos, que suponen, aproximadamente, el 40% de su peso. Los músculos esqueléticos se denominan así porque la mayoría están fijados a o mueven el esqueleto y, por lo tanto, son responsables del movimiento del cuerpo.

Los músculos esqueléticos cuentan con una gran cantidad de vasos sanguíneos y nervios, lo que está directamente relacionado con la contracción, la función principal del músculo esquelético. Por lo general, cada músculo esquelético tiene una arteria principal que se encarga de aportar nutrientes a través del riego sanguíneo y varias venas que se ocupan de desalojar los residuos metabólicos (figura 3.1). El riego sanguíneo y los nervios suelen llegar hasta el centro del músculo, pero en ocasiones llegan a uno de sus extremos, que, al final, penetra en el endomisio que rodea cada fibra muscular.

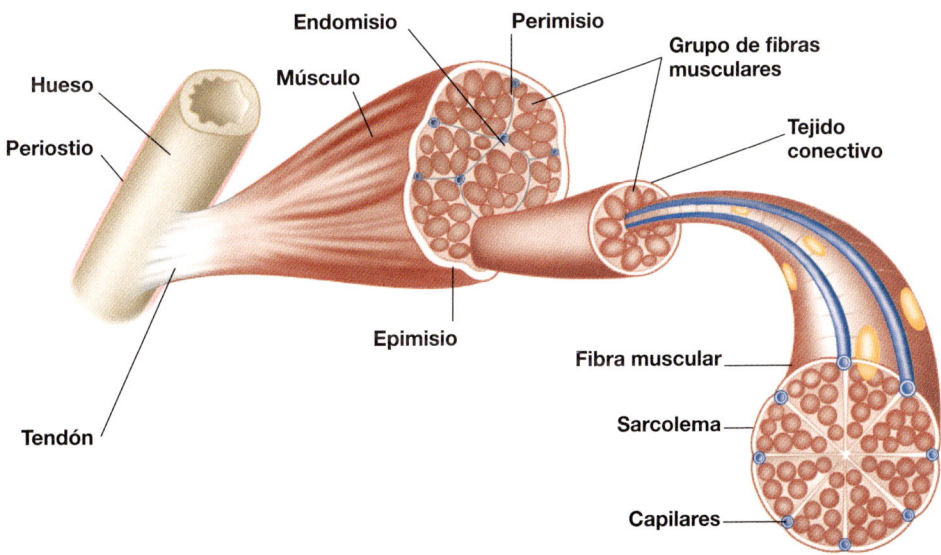

Figura 3.1: Corte transversal del tejido de un músculo esquelético.

Composición de las fibras musculares

Hay tres tipos de fibras en un músculo esquelético: roja de contracción lenta, de contracción rápida intermedia y blanca de contracción rápida. El color de cada una depende de la cantidad existente de mioglobina, que se encarga de almacenar el oxígeno. La mioglobina es capaz de incrementar el nivel de difusión de oxígeno, así que las fibras rojas de contracción lenta pueden contraerse durante períodos largos, lo que resulta especialmente útil cuando se necesita resistencia. Las fibras blancas de contracción rápida tienen un contenido inferior de mioglobina. Dado que estas fibras dependen de sus reservas de glucógeno (energía), pueden contraerse rápidamente, pero también se fatigan con rapidez, así que predominan en velocistas o en deportes en los que se requieren movimientos cortos y rápidos, como en halterofilia. Se sabe que los corredores de maratón de primera línea poseen un 93-99% de fibras de contracción lenta en sus músculos gastrocnemios (pantorrilla), mientras que los velocistas de primer orden sólo tienen un 25% en los mismos músculos (Wilmore y Costill, 1994).

Cada fibra de un músculo esquelético consta de una sola célula cilíndrica muscular (figura 3.2), que está rodeada de una membrana plasmática llamada sarcolema. El sarcolema cuenta con aberturas específicas que llevan a tubos conocidos como túbulos transversales (o T). (El sarcolema tiene potencial de membrana, lo que permite generar impulsos, sobre todo en el retículo sarcoplásmico, para generar o inhibir contracciones.)

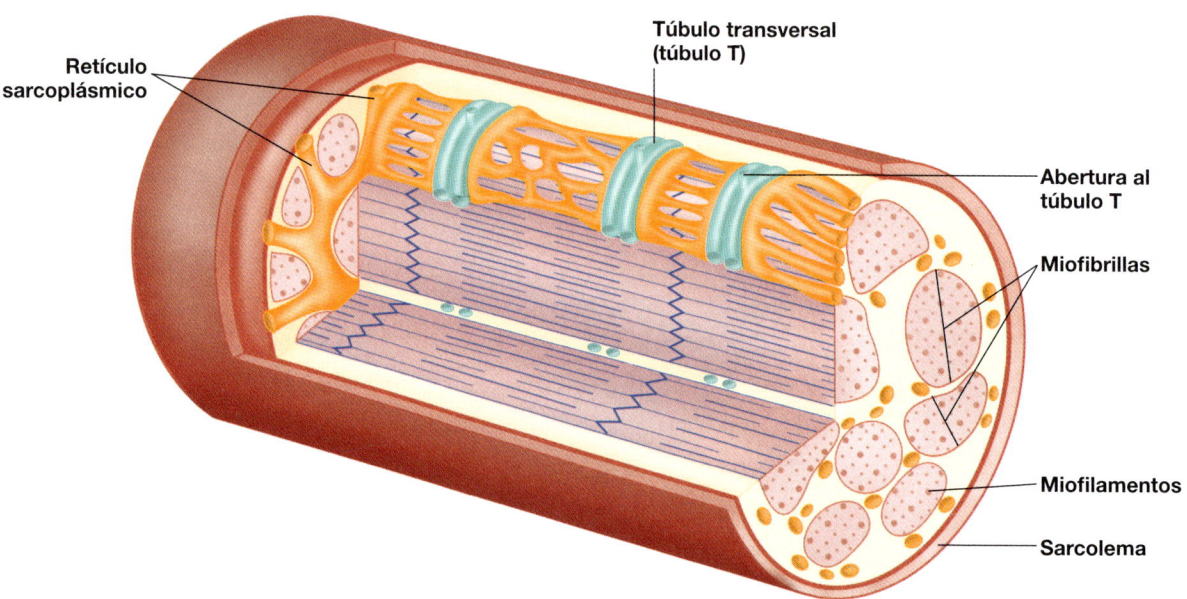

Figura 3.2. Una fibra de músculo esquelético es una única célula cilíndrica muscular.

Un único músculo esquelético puede estar compuesto por cientos o incluso miles de fibras musculares agrupadas y envueltas por una vaina de tejido conectivo llamada epimisio, que confiere su forma al músculo, y al mismo tiempo proporciona una superficie sobre la que los músculos adyacentes pueden moverse. La fascia, tejido conectivo fuera del epimisio, rodea y separa los músculos. Parte del epimisio se introduce en el músculo y lo divide en compartimentos. Cada compartimento contiene un grupo de fibras musculares; cada uno de estos grupos se llama fascículo (del latín *fasciculus*, que significa "pequeño grupo de ramitas" o hacecillo) y está rodeado por una capa de tejido conectivo llamada perimisio. Cada fascículo consta de una serie de células musculares y, dentro del fascículo, cada célula muscular individual está rodeada por el endomisio, una fina vaina de delicado tejido conectivo.

Tipos de músculos

Los músculos esqueléticos tienen diferentes formas (figura 3.3) debido a su disposición en fascículos, dependiendo de la función del músculo en relación con su posición y acción.

- Los músculos paralelos tienen fascículos paralelos al eje largo del músculo, como, por ejemplo, el sartorio o el bíceps braquial.

- Los músculos penniformes tienen un fascículo corto que está fijado oblicuamente al tendón y tienen forma de pluma; por ejemplo, el recto femoral.

- Los músculos convergentes (triangulares) tienen un origen ancho, con los fascículos convergiendo hacia un único tendón, como, por ejemplo, el pectoral mayor.

- Los músculos circulares (esfínter) tienen sus fascículos dispuestos en círculos concéntricos en torno a una abertura, como, por ejemplo, el orbicular del ojo.

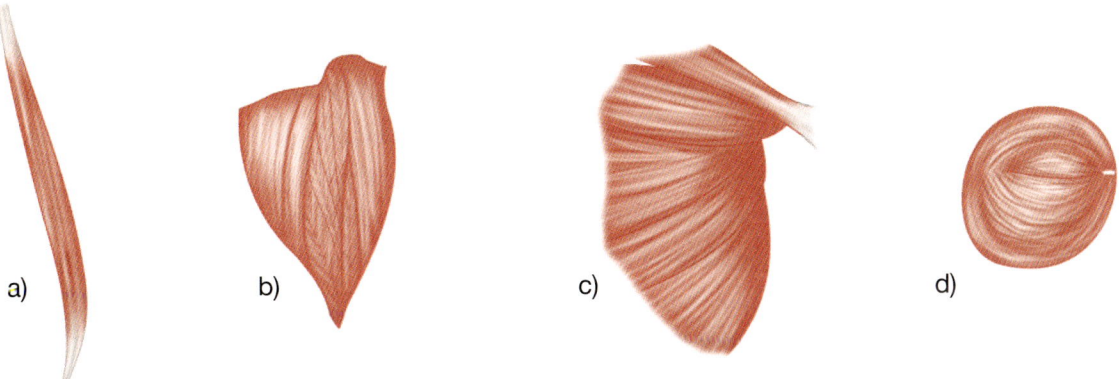

Figura 3.3. Formas musculares: (a) paralelo; (b) penniforme; (c) convergente; (d) circular.

Composición de las fibras musculares

Las fibras musculares están compuestas por pequeñas estructuras llamadas fibrillas musculares o miofibrillas (el prefijo latino *mio-* significa "músculo"). Estas miofibrillas se disponen en paralelo y confieren a las células del músculo su aspecto estriado porque están compuestas de miofilamentos alineados regularmente. Los miofilamentos son cadenas de moléculas proteínicas que bajo el microscopio se ven como bandas alternas claras y oscuras (figura 3.4). Las bandas isotrópicas (I) claras están compuestas por la proteína actina. Las bandas anisotrópicas (A) oscuras están compuestas por la proteína miosina. (Se ha identificado una tercera proteína llamada titina, que supone aproximadamente el 11% del contenido proteínico muscular.) Cuando se contrae un músculo, los filamentos de actina se mueven entre los filamentos de miosina formando puentes transversales que hacen que las miofibrillas se acorten y se vuelvan más gruesas..

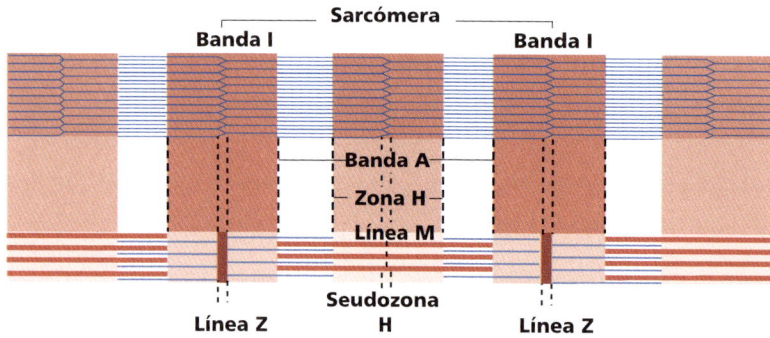

Figura 3.4. Miofilamentos dentro de una sarcómera. Una sarcómera está limitada a ambos lados por la línea Z, y la línea M constituye su centro. La banda I está compuesta por actina, y la banda A, por miosina.

Por lo general, el epimisio, el perimisio y el endomisio van más allá de la parte carnosa del músculo —el vientre— para formar un tendón grueso como una cuerda o un tejido tendinoso ancho y plano como una hoja, conocido como aponeurosis. El tendón o la aponeurosis forman fijaciones indirectas entre el músculo y el periostio de los huesos o el tejido conectivo de otros músculos. Sin embargo, los músculos más complejos pueden tener varias fijaciones, como el cuádriceps (cuatro fijaciones). Por tanto, por lo general, un músculo abarca una articulación y está fijado a los huesos mediante tendones en ambos extremos. Uno de los extremos del hueso permanece relativamente fijo o estable, mientras que el otro se mueve como resultado de una contracción muscular.

Las fibras musculares están inervadas (estimuladas con impulsos nerviosos) por una sola fibra nerviosa motora, que acaba cerca del centro de la fibra muscular. A esa única fibra nerviosa motora y a todas las fibras musculares a las que inerva se las conoce como unidad motora (figura 3.5). La cantidad de fibras musculares inervadas por una única fibra nerviosa depende del movimiento requerido. Cuando se necesita un grado de movimiento exacto y controlado, como puede ser mover un ojo o un dedo, la fibra nerviosa sólo activa unas pocas fibras musculares; cuando se requiere un movimiento más burdo, como movilizar grandes músculos como el glúteo mayor, se activan varios cientos de fibras.

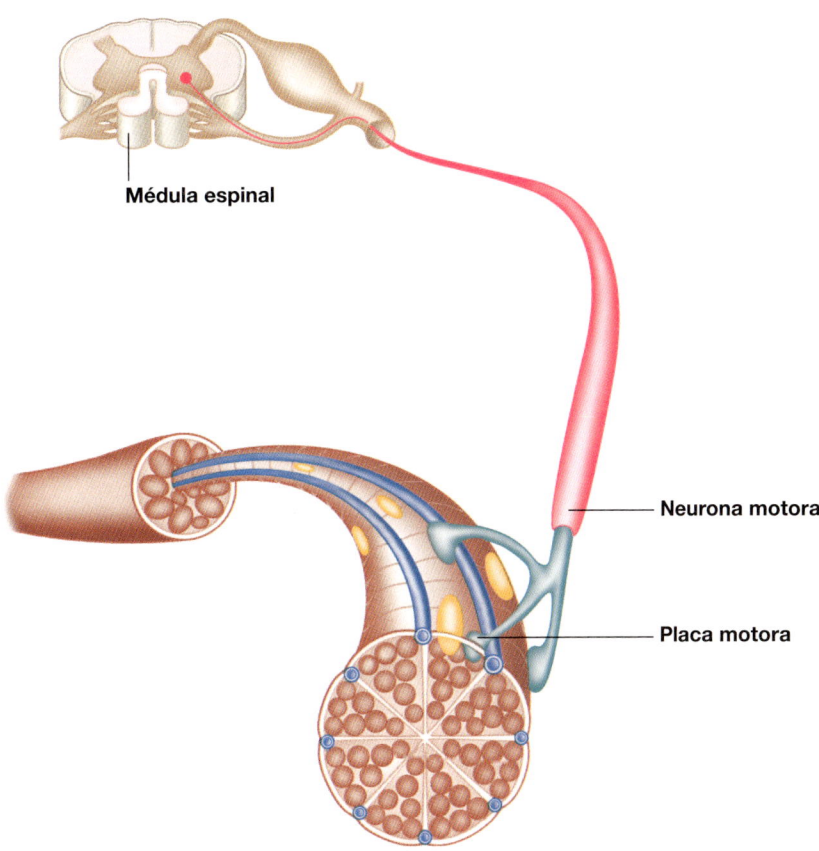

Figura 3.5. Unidad motora de un músculo esquelético.

Las fibras individuales de los músculos esqueléticos funcionan siguiendo el principio de "todo o nada", según el cual la estimulación de la fibra genera una contracción completa de esa fibra o no se genera ninguna contracción en absoluto; una fibra no se puede contraer "un poco". La contracción general de cualquier músculo implica la contracción de una parte de sus fibras en cada ocasión, mientras que otras fibras se mantienen relajadas.

La fisiología de la contracción muscular

Los impulsos nerviosos hacen que las fibras de los músculos esqueléticos en las que terminan se contraigan. La unión entre una fibra muscular y el nervio motor se conoce como unión neuromuscular, y es aquí donde se produce la comunicación entre el nervio y el músculo. Un impulso nervioso llega a las terminaciones nerviosas, llamadas terminaciones sinápticas, cerca del sarcolema. Estas terminaciones contienen miles de vesículas llenas de un neurotransmisor llamado acetilcolina (ACh). Cuando un impulso nervioso alcanza la terminación sináptica, cientos de estas vesículas descargan su ACh. La ACh abre canales, lo que permite que los iones de sodio (Na+) penetren en la célula. Una fibra muscular inactiva tiene un potencial de reposo de -95 mV. La afluencia de iones de sodio reduce la carga, creando un potencial de placa motora. Si el potencial de placa motora alcanza el voltaje umbral (aproximadamente -50 mV), los iones de sodio penetran y se crea un potencial de acción dentro de la fibra (figura 3.6).

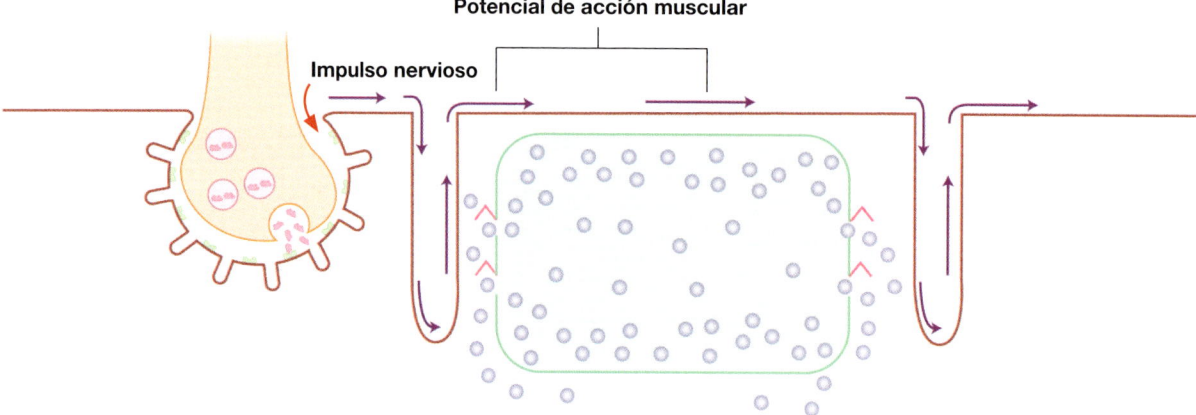

Figura 3.6. Impulso nervioso que inicia un potencial de acción que, como resultado, contrae el músculo.

No se produce ningún cambio visible en la fibra muscular durante (ni inmediatamente después de) el potencial de acción. Este período, llamado período latente, dura entre 3 y 10 milisegundos. Antes de que acabe el período latente, la enzima acetilcolinesterasa descompone la ACh en la unión neuromuscular, los canales de sodio se cierran y el campo se despeja para la llegada de otro impulso nervioso. El potencial de reposo de la fibra se restaura mediante una descarga de iones de potasio. Al breve período de tiempo necesario para restablecer el potencial de reposo se le denomina período refractario.

¿Cómo se acorta una fibra muscular? Esto se explica muy bien en la teoría de los filamentos deslizantes (Huxley y Hanson, 1954), según la cual las fibras musculares reciben un impulso nervioso (ver antes) que provoca la liberación de los iones de calcio almacenados en el retículo sarcoplásmico (RS). Para que los músculos funcionen eficazmente, se necesita energía y ésta se crea mediante la descomposición de trifosfato de adenosina (ATP). Esta energía permite que los iones de calcio se unan a los filamentos de actina y miosina para formar una unión magnética que hace que las fibras se acorten, lo que provoca una contracción. La acción muscular continúa hasta que la energía se agota y el calcio vuelve al RS, donde queda almacenado hasta que llega otro impulso nervioso.

Reflejos musculares

Los músculos esqueléticos contienen unidades sensoriales especializadas sensibles a la extensión (estiramiento) del músculo. A estas unidades sensoriales se les denomina husos musculares y órganos tendinosos de Golgi (figura 3.7), y son importantes para detectar, responder y modular los cambios en la longitud del músculo.

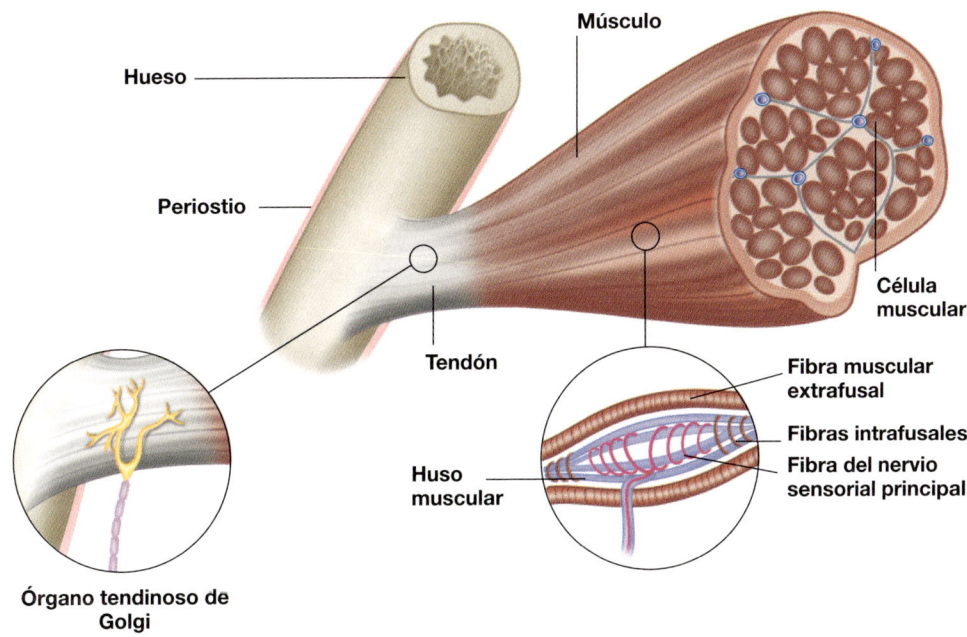

Figura 3.7. Anatomía de un huso muscular y un órgano tendinoso de Golgi.

Los husos musculares están compuestos por hilos en espiral, llamados fibras musculares intrafusales, y terminaciones nerviosas, ambos recubiertos por una vaina de tejido conectivo, y que se encargan de monitorizar la velocidad a la que se extiende el músculo. Si un músculo se estira deprisa, las señales procedentes de las fibras intrafusales envían la información a través de la médula espinal hasta el sistema nervioso para que se devuelva un impulso nervioso que haga que el músculo que se está extendiendo se contraiga. Las señales transfieren información constantemente a y desde el músculo sobre su posición y potencia (propiocepción).

Además, cuando se extiende un músculo y esta extensión se mantiene, la respuesta contráctil también continúa mientras el músculo siga estirado. A esto se le conoce como arco reflejo de estiramiento. Los husos musculares permanecen estimulados mientras se mantiene el estiramiento.

El clásico ejemplo clínico de reflejo miotático (o de estiramiento) es la prueba de la rodilla, que implica la activación de los receptores de estiramiento en el tendón rotuliano, lo que provoca una contracción refleja del músculo anexo, es decir, del cuádriceps.

Mientras que los husos musculares se encargan de monitorizar la longitud de un músculo, los órganos tendinosos de Golgi (OTG) del tendón muscular pueden responder a la contracción de una sola fibra muscular, ya que son muy sensibles a la tensión en el complejo músculo-tendón. Los OTG tienen carácter inhibidor y realizan una función de protección al reducir el riesgo de lesión. Cuando se estimulan, los OTG inhiben los músculos agonistas y activan los músculos antagonistas. Veremos los husos musculares y los OTG más en profundidad en el capítulo 4.

Mecanismos osteomusculares

El movimiento más coordinado implica la participación de una fijación de un músculo esquelético relativamente estacionaria mientras la fijación del otro extremo se mueve. La fijación proximal, más fija, se conoce como el origen, mientras que la fijación más distal y que sí se mueve se conoce como la inserción. (Sin embargo, ahora se prefiere el término fijación para origen e inserción, ya que reconoce que los músculos funcionan de tal forma que ambos extremos pueden moverse o quedarse fijos.)

La mayoría de los movimientos requieren la aplicación de fuerza muscular por parte de: los agonistas, que son los principales responsables del movimiento y que proporcionan la mayor parte de la fuerza necesaria; los antagonistas, que tienen que estirarse para permitir el movimiento realizado por los agonistas y que ejercen un papel protector, y los sinergistas, que ayudan a los agonistas y que, en ocasiones, participan en el ajuste de la dirección del movimiento. Un ejemplo simple es la flexión del codo (figura 3.8), que requiere el acortamiento del braquial y del bíceps braquial (agonistas) y la relajación del tríceps braquial (antagonista). El supinador largo actúa como sinergista al ayudar al braquial y al bíceps braquial.

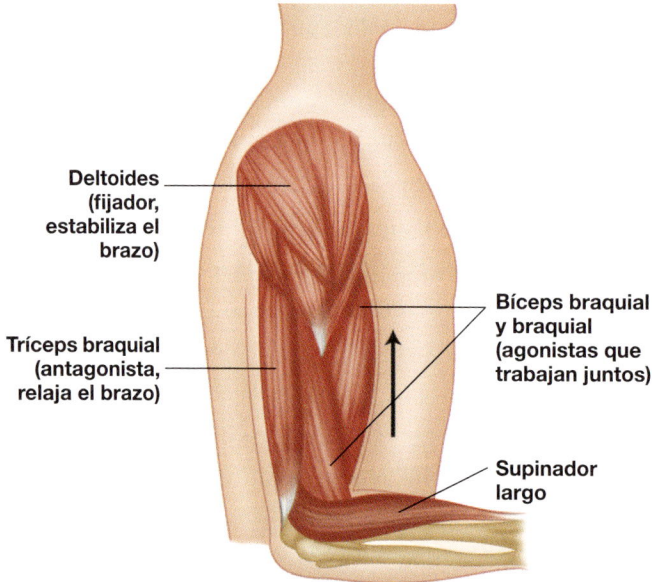

Figura 3.8. Flexión del codo. El braquial y el bíceps braquial actúan como agonistas, el tríceps braquial, como antagonista, y el supinador largo, como sinergista.

Los músculos esqueléticos pueden agruparse en función del tipo de fibra predominante que contienen: tipo I o tipo II.

- Fibras del tipo I (contracción lenta). Parecen rojas debido a la presencia de la proteína transportadora de oxígeno mioglobina. Los músculos que se comportan tónicamente (posturalmente) tienen una mayor cantidad de fibras de contracción lenta o de tipo I. Son resistentes a la fatiga y trabajan con cargas bajas, así que están adaptados para soportar el cuerpo contra la gravedad.

- Fibras del tipo II (contracción rápida). Suelen ser principalmente blancos debido a la ausencia de mioglobina y a su dependencia de las enzimas glucolíticas. Los músculos con mayor cantidad de fibras de contracción rápida o de tipo II se consideran fásicos. Al mismo tiempo, las fibras del tipo II pueden clasificarse como de tipo IIa, que se cansan menos y tienen propiedades aeróbicas, y de tipo IIb, que se cansan más y que tienen propiedades anaeróbicas.

A medida que se va investigando, cada vez parece más claro que los músculos no siempre se comportan de una forma tan definida. De hecho, se ha descubierto que los músculos que se creía que sólo operaban tónicamente también pueden modular su actividad fásicamente bajo ciertas condiciones.

El movimiento muscular puede desglosarse en tres tipos de contracciones: concéntrica, excéntrica y estática (isométrica). En muchas actividades, como correr, Pilates y yoga, se pueden combinar los tres tipos de contracciones para producir un movimiento suave y coordinado.

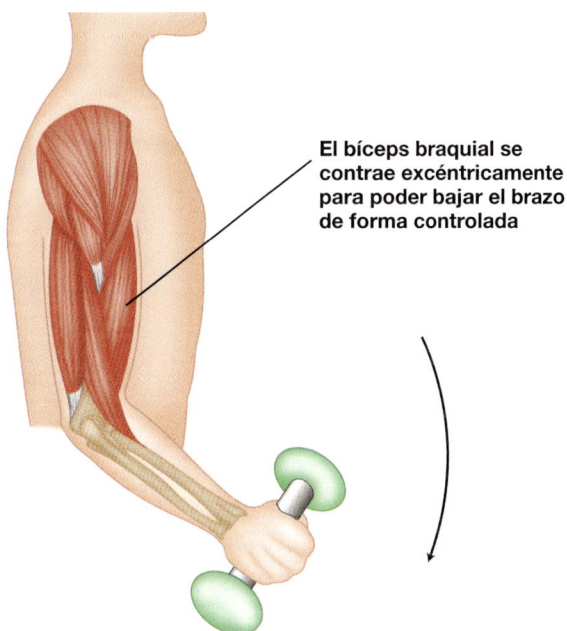

El bíceps braquial se contrae excéntricamente para poder bajar el brazo de forma controlada

Figura 3.9. Un ejemplo de contracción excéntrica es la acción del bíceps braquial cuando se extiende el codo para bajar un peso. Aquí, el bíceps braquial controla el movimiento estirándose gradualmente para ofrecer resistencia a la gravedad.

Cuando la acción principal del músculo es acortarse de modo que las fijaciones se aproximan, se denomina contracción concéntrica (ver figura 3.9). Dado que se produce un movimiento articular, las contracciones concéntricas también se consideran contracciones dinámicas. Un ejemplo es cuando se levanta un objeto, para lo cual el bíceps braquial se contrae concéntricamente, la articulación del codo se flexiona y la mano se mueve hacia arriba, hacia el hombro.

Se considera que un movimiento es una contracción excéntrica cuando el músculo ejerce una fuerza mientras se estira. Al igual que sucede en una contracción concéntrica, dado que se produce un movimiento articular, también puede considerarse una contracción dinámica. Los filamentos de actina se estiran desde el centro de la sarcómera, extendiéndola efectivamente. Un ejemplo de contracción excéntrica es la acción del bíceps braquial cuando se extiende el codo para bajar un peso. Aquí, el bíceps braquial controla el movimiento estirándose gradualmente para ofrecer resistencia a la gravedad.

Cuando un músculo actúa sin moverse, se genera una fuerza, pero la longitud del músculo permanece inalterada. A esto se le conoce como contracción estática (isométrica). Un ejemplo de contracción estática es cuando se sujeta un peso, con el codo estacionario y doblado a 90º.

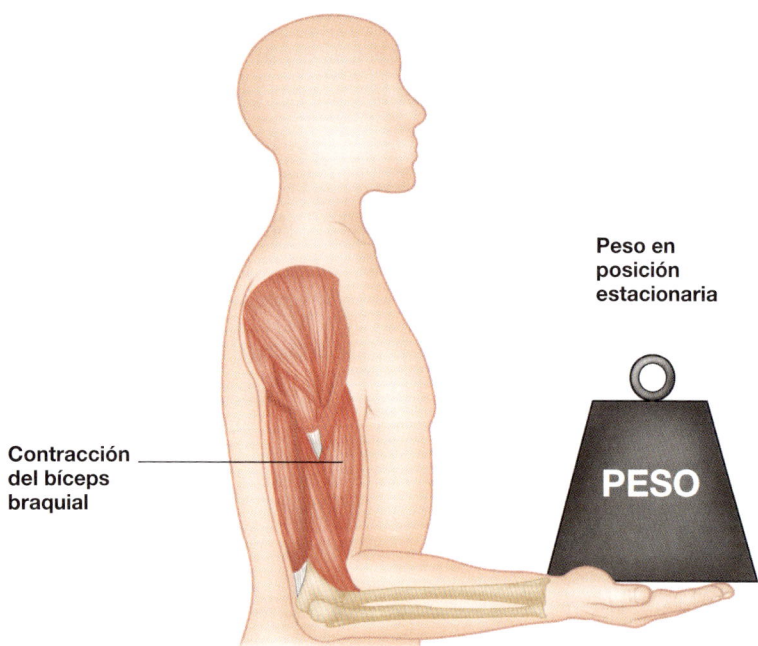

Figura 3.10. Ejemplo de contracción estática (isométrica), cuando se sujeta un peso, con el codo estacionario y doblado a 90º.

Teoría de las técnicas de energía muscular

Los fisioterapeutas cuentan con una amplia gama de técnicas que se pueden emplear para ayudar a liberar y relajar músculos, lo que, a su vez, ayudará a que el cuerpo del paciente promueva los mecanismos de curación. Una técnica de energía muscular es una de esas herramientas que, si se usan correctamente, pueden tener una influencia importante en el bienestar del paciente.

Las técnicas de energía muscular (TEM) son una forma de diagnóstico y tratamiento manipulativo osteopáticos en la que los músculos del paciente se utilizan activamente cuando es necesario, partiendo de una postura controlada con precisión, en una dirección específica y contra una fuerza ejercida inequívocamente. Estas técnicas se describieron por primera vez en 1948 por parte del doctor Fred Mitchell.

La aplicación de las TEM es única, ya que el paciente debe realizar un esfuerzo inicial y el especialista sólo tiene que facilitar el proceso. La fuerza principal proviene de la contracción de los tejidos blandos (músculos) del paciente, que luego se utiliza para ayudar y corregir la disfunción osteomuscular presente.

Las técnicas de energía muscular suelen clasificarse como una técnica directa en contraposición a una técnica indirecta, ya que el uso del esfuerzo muscular se realiza desde una postura controlada, en una dirección específica y contra una fuerza distante por lo general ejercida por el especialista.

Beneficios de las TEM

El concepto que trato de transmitir a mis estudiantes sobre las TEM es que uno de sus beneficios es que se utilizan para normalizar el recorrido articular más que para mejorar la flexibilidad. Esto puede parecer contrario a toda lógica; lo que quiero decir es que si, por ejemplo, su paciente no puede rotar el cuello (columna cervical) hacia la derecha tanto como hacia la izquierda, tiene una restricción en la columna cervical en cuanto a la rotación a la derecha. El rango de rotación normal de la columna cervical es de 80°, pero supongamos que sólo puede rotarla a la derecha unos 70°. Es aquí cuando intervienen las TEM. Una vez que se ha aplicado la TEM en los músculos tensos restrictivos, con suerte la columna cervical podrá rotar hasta los 80°; el paciente habrá hecho todo el esfuerzo y usted, el especialista, habrá animado a la columna cervical a que rote aún más a la derecha. Habrá conseguido "normalizar" el recorrido articular. No se puede hablar de un estiramiento en el sentido estricto de la palabra; aunque se haya mejorado la flexibilidad en general, lo único que se persigue es conseguir un recorrido articular normal.

En función del contexto y la variación de TEM utilizada, los objetivos de las TEM pueden ser:

- Restaurar el tono normal de los músculos hipertónicos
- Estirar los músculos débiles
- Preparar los músculos para estiramientos posteriores
- Aumentar la movilidad articular
- Estimular la circulación local
- Mejorar la función osteomuscular

Restaurar el tono normal de los músculos hipertónicos

A través del simple proceso de las TEM, nosotros, como fisioterapeutas, intentamos conseguir la relajación de los músculos hipertónicos acortados. Si pensamos en una articulación con un arco de movimiento (ADM) limitado, a través de la identificación inicial de las estructuras hipertónicas, podemos utilizar las técnicas descritas en este libro para ayudar a la normalización de los tejidos. Ciertos tipos de terapias también pueden ayudarnos a conseguir este efecto relajante y, en general, la TEM se aplica conjuntamente con un masaje. Yo personalmente considero que el masaje con movimiento es una de las mejores herramientas con las que cuenta el fisioterapeuta.

Estirar los músculos débiles

Las TEM pueden utilizarse para estirar músculos débiles o incluso flácidos al pedir al paciente que contraiga los músculos antes del proceso de estiramiento. El terapeuta debería poder modificar la TEM y pedir al paciente que contraiga el músculo clasificado como débil contra resistencia aplicada por el propio terapeuta (contracción isométrica); el ritmo puede variarse. Por ejemplo, se le puede pedir al paciente que ofrezca resistencia al movimiento utilizando aproximadamente el 20-30% de su capacidad máxima entre 5 y 10-15 segundos. A continuación, se le puede pedir que repita el proceso

5-8 veces, descansando entre 10 y 15 segundos entre repeticiones. Se puede ir evaluando y mejorando el rendimiento del paciente con el tiempo.

Preparar los músculos para estiramientos posteriores

En determinadas circunstancias, el tipo de deporte que practique su paciente puede determinar el arco de movimiento de sus articulaciones. Todo el mundo puede mejorar su flexibilidad y las TEM se pueden utilizar para conseguir este objetivo. Recuerde que las TEM se utilizan para intentar mejorar el arco de movimiento "normal" de una articulación.

Si quiere mejorar la flexibilidad del paciente para que vaya más allá del punto "normal", se podrían considerar TEM más agresivas. Esto podría hacerse pidiendo al paciente que contraiga utilizando mayor firmeza que ese 10-20% de la capacidad muscular estándar. Por ejemplo, podemos pedirle al paciente que contraiga usando, digamos, el 40-70% de la capacidad muscular. Esta contracción aumentada ayudará a estimular la activación de más unidades motoras, provocando la estimulación aumentada de los OTG. Esto hará que el músculo se relaje aún más, lo que le permitirá estirarse todavía más. De cualquier forma, una vez que se incorpora una TEM en el plan de tratamiento, el paso siguiente será un programa de flexibilidad.

Aumentar la movilidad articular

Uno de mis lemas favoritos cuando imparto cursos de evaluación muscular es: "Una articulación rígida puede convertirse en un músculo tenso y un músculo tenso puede dar lugar a una articulación rígida". ¿No tiene esto todo el sentido del mundo?

Una TEM, utilizada correctamente, es una de las mejores formas de mejorar la movilidad articular, aunque inicialmente esté relajando los músculos. El objetivo de la TEM es conseguir que el paciente contraiga los músculos; esto, posteriormente, dará lugar a un período de relajación que permitirá conseguir un arco de movimiento mayor en esa articulación específica.

Estimular la circulación local

Huelga decir que aplicar alguna técnica para los tejidos blandos en un área disfuncional mejora la circulación. Al pedir al paciente que contraiga durante 10 segundos y relaje, y que repita el proceso unas cuantas veces, estará aumentando el flujo sanguíneo en la zona.

Mejorar la función osteomuscular

A medida que vaya avanzando en este libro, encontrará un gráfico que podrá utilizar para identificar áreas específicas que pudieran necesitar un tratamiento TEM. En primer lugar, aprenderá a evaluar y utilizar las TEM para tratar disfunciones de los tejidos blandos de la parte superior del cuerpo. Una vez evaluada y tratada convenientemente esta parte, se puede aplicar la misma aproximación a la parte inferior del cuerpo y a la musculatura del tronco. Este enfoque, si se utiliza con regularidad, tendrá un mayor efecto en la función osteomuscular general de la persona.

Efectos fisiológicos de las TEM

Las "desviaciones posturales" se describen en los capítulos 5 y 6. Mediante la utilización de las técnicas mostradas en este libro, podremos identificar inicialmente qué músculos se clasifican como "cortos" y qué efectos tienen éstos en la postura corporal. Una vez identificados dichos músculos, ya sea mediante la observación o las pruebas descritas en este libro, podremos utilizar una TEM para corregir estas disfunciones y se podrá diseñar un plan de tratamiento correctivo.

Los efectos principales de las TEM son dos, y se pueden explicar en virtud de dos procesos fisiológicos distintos:

- Relajación postisométrica (RPI)
- Inhibición recíproca (IR)

Cuando utilizamos las TEM, se producen ciertas influencias neurológicas. Antes de pasar a discutir el principal proceso de RPI/IR, tenemos que tener en cuenta los dos tipos de receptores que intervienen en el reflejo miotático:

- Los husos musculares, que son sensibles a los cambios de longitud y velocidad de cambio de las fibras musculares.
- Los órganos tendinosos de Golgi (OTG), que detectan los cambios prolongados de tensión.

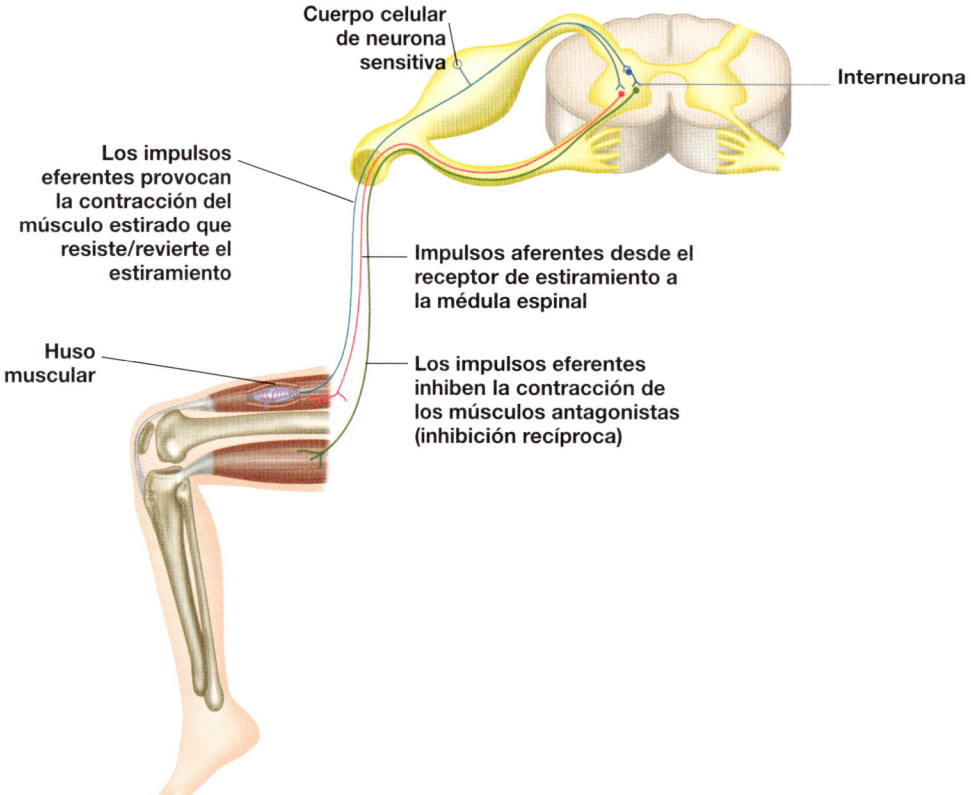

Figura 4.1. Arco reflejo miotático e inhibición recíproca (IR).

Al estirar un músculo se produce un aumento de los impulsos transmitidos del huso muscular a las células del asta posterior de la médula espinal. A su vez, las células del asta anterior transmiten un aumento de los impulsos motores a las fibras musculares, creando una tensión protectora para resistirse al estiramiento. Sin embargo, tras unos cuantos segundos, la tensión aumentada se siente en los OTG, que transmiten impulsos al asta posterior. Estos impulsos tienen un efecto inhibidor en el estímulo motor aumentado del asta anterior.

Este efecto inhibidor provoca una reducción de los impulsos motores y, por lo tanto, una relajación. Esto implica que el estiramiento prolongado de los músculos aumenta su capacidad de elongación, ya que la relajación protectora de los OTG anula la contracción protectora debida a los husos musculares. Sin embargo, un estiramiento rápido de estos provocaría la contracción inmediata del músculo y, dado que no se mantiene, no se produciría ninguna acción inhibidora. A esto se le conoce como arco reflejo básico.

La RPI es el resultado de una retroalimentación neurológica a través de la médula espinal hacia el propio músculo cuando se mantiene una contracción isométrica, provocando una reducción del tono del músculo que se ha contraído. Esta reducción del tono dura aproximadamente entre 20 y 25 segundos, durante los cuales los tejidos pueden moverse con mayor facilidad a una nueva longitud en reposo.

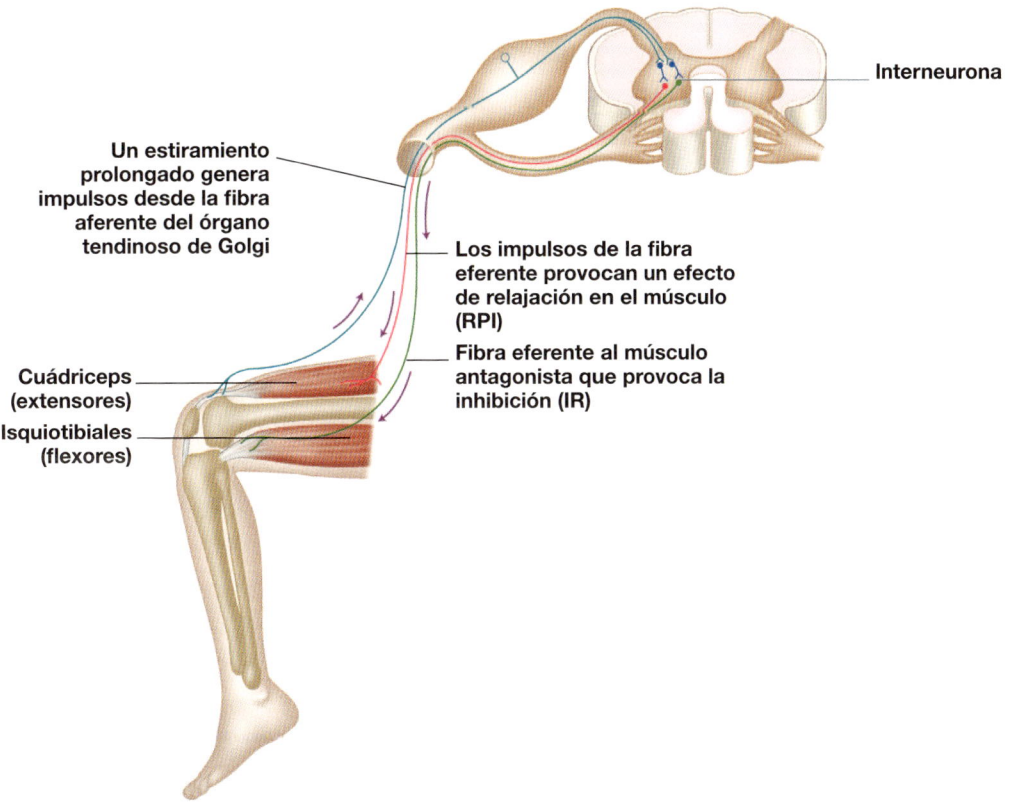

Figura 4.2. Arco reflejo muscular.

Cuando se emplea la IR, la reducción del tono depende del efecto inhibidor fisiológico de los antagonistas en la contracción de un músculo. Cuando las neuronas motoras del músculo agonista que se contrae reciben impulsos excitadores de la vía aferente, las neuronas motoras del músculo antagonista opuesto reciben impulsos inhibidores al mismo tiempo, lo que evita que se contraiga. Por lo tanto, la contracción o el estiramiento prolongado del músculo agonista produce la relajación o inhibición del antagonista; de igual forma, un estiramiento rápido del agonista facilita la contracción del antagonista.

Con la IR se produce un período refractario de aproximadamente 20 segundos; sin embargo, se considera que la IR es menos potente que la RPI. Los terapeutas tienen que poder utilizar ambas técnicas porque, en ocasiones, el uso del agonista puede resultar inapropiado debido al dolor o a una lesión. Dado que la fuerza utilizada en una TEM es mínima, el riesgo de lesión o de daño del tejido se reduce.

Las TEM pueden utilizarse tanto para enfermedades agudas como crónicas. Por agudo se entiende cualquier aspecto que resulte obviamente agudo en términos de síntomas, dolor o espasmo, así como cualquier incidencia ocurrida durante las tres o cuatro semanas anteriores. Una afección con mayor antigüedad o con una naturaleza menos aguda se considera crónica a la hora de determinar qué variante de TEM es la más adecuada.

Método de aplicación de la TEM

- El miembro del paciente se lleva al punto en que se siente la resistencia, que se conoce como barrera de restricción o punto de resistencia. Puede resultar más cómodo para el paciente si lleva el área que va a tratar a un punto levemente anterior al punto de resistencia, sobre todo si los tejidos están en estado crónico.
- Pida al paciente que contraiga isométricamente el músculo que se desea tratar (RPI) o el antagonista (IR) utilizando aproximadamente el 10-20% de la capacidad del músculo contra resistencia aplicada por el terapeuta.
- El paciente deberá utilizar el agonista si el método es el de la RPI; esto liberará directamente las estructuras acortadas tensas.
- Si se utiliza el método de la IR, el paciente deberá contraer isométricamente el antagonista; esto inducirá un efecto de relajación en el grupo muscular opuesto (agonista), que sigue considerándose como una estructura tensa y acortada. Más adelante puede ver un ejemplo de RPI.
- Pida al paciente que realice lentamente una contracción isométrica entre 10 y 12 segundos evitando sacudir la zona tratada. Como ya se ha explicado, esta contracción es el tiempo necesario para cargar los OTG, lo que les permite activarse e influir en las fibras intrafusales de los husos musculares. Esto anula la influencia de los husos musculares, lo que inhibe el tono muscular. A partir de ahí, el terapeuta tiene la oportunidad de colocar el área afectada en una nueva posición con un esfuerzo mínimo.

- El paciente no debe experimentar incomodidad ni presión durante la contracción.
- Pida al paciente que se relaje por completo respirando profundamente y, al espirar, lleve pasivamente la articulación específica que extiende el músculo hipertónico a una nueva posición, lo que normalizará el recorrido articular.
- Tras una contracción isométrica, que induce una RPI, hay un período de relajación de 15-30 segundos; este período puede ser el momento idóneo para estirar los tejidos a su nueva longitud de reposo.
- Repita este proceso hasta que ya no se pueda progresar más (por lo general, 3-4 veces) y mantenga la posición final de reposo durante, aproximadamente, 25-30 segundos. Se considera que el período de 25-30 segundos es tiempo suficiente para que el sistema neurológico se adapte a esta nueva posición de reposo.
- Este tipo de técnica es excelente para relajar y liberar el tono de los tejidos blandos tensos y acortados.

"Punto de resistencia" o "Barrera de restricción"

A lo largo de este libro, utilizaremos la palabra "resistencia" muchas veces. La barrera de restricción es el primer lugar en el que el terapeuta siente resistencia en la mano/dedos de palpación.

Mediante la experiencia y la práctica continuada, el terapeuta podrá palpar una oposición de los tejidos blandos mientras el área afectada se coloca suavemente en la posición en la que se siente la resistencia. Esta posición de resistencia no es la posición de estiramiento, sino la posición justamente anterior al punto de estiramiento. El terapeuta debería poder sentir la diferencia y no tener que esperar a que el paciente diga que siente un estiramiento.

En la mayoría de las aplicaciones de las TEM, la posición de resistencia o justamente anterior a la posición de resistencia es el método preferido en que se utiliza una TEM.

Evidentemente, una TEM es una forma leve de estiramiento en comparación con otras técnicas, así que se podría llegar a pensar que es más adecuada para el proceso de rehabilitación. Hay que tener en cuenta que la mayoría de los problemas derivados del acortamiento muscular se producen en los músculos posturales. Dado que estos músculos están compuestos predominantemente por fibras de contracción lenta, una forma más leve de estiramiento quizá sea lo más adecuado.

Agudo y crónico

Los tejidos blandos que se tratan durante las TEM suelen clasificarse como agudos o crónicos y suele referirse a tejidos que han sufrido algún tipo de tensión o traumatismo. Si siente que la afección presente es relativamente aguda (se ha producido en las últimas tres semanas), la contracción isométrica puede realizarse en el punto de resistencia. Una vez que el paciente ha contraído el músculo isométricamente durante 10 segundos, el terapeuta podrá llevar la zona afectada al nuevo punto de resistencia.

En las enfermedades crónicas (persistente durante más de tres semanas), la contracción isométrica empieza en una posición inmediatamente anterior al punto de resistencia. Una vez que el paciente ha contraído el músculo durante 10 segundos, el terapeuta podrá ir más allá del punto de resistencia y estimular el área afectada para que alcance la nueva posición.

RPI frente a IR

Cuánto dolor presente el paciente suele ser el factor decisivo para determinar qué método debe aplicarse inicialmente. El método de la RPI suele ser la técnica elegida para los músculos clasificados como "cortos" y "tensos", ya que suelen ser estos músculos los que primero se contraen durante el proceso de liberación y relajación.

Sin embargo, en ocasiones, el paciente experimenta incomodidad cuando el agonista, es decir, la estructura acortada, se contrae; en este caso, parecería más adecuado contraer el grupo muscular opuesto (antagonista), ya que así se reduciría la percepción de dolor del paciente, pero se seguiría induciendo una relajación de los tejidos doloridos. Por lo tanto, el método de la IR, utilizando los antagonistas, que acostumbra ser un método indoloro, suele ser la primera elección si existe una sensibilidad aumentada en los tejidos principales acortados.

Una vez reducido el dolor inicial del paciente a través del tratamiento adecuado, las técnicas de la RPI pueden ir incorporándose (como se ha explicado antes, la RPI utiliza una contracción isométrica de las estructuras tensas acortadas, en contraposición al método de la IR, que utiliza los antagonistas). Hasta cierto punto, el factor principal a la hora de decidir cuál es el mejor enfoque es si el tejido sensible está en estado agudo o crónico.

Según mi experiencia tras usar la RPI y la IR de forma habitual, los mejores resultados a la hora de estirar las estructuras hipertónicas se consiguen con la RPI (sin que el paciente sufra ningún dolor mientras aplico esta técnica). Sin embargo, una vez aplicado el método de la RPI, si percibo que se necesita un arco de movimiento mayor en el tejido tenso acortado, recurro a los antagonistas y utilizo el método de la IR durante, aproximadamente, dos o más repeticiones. En mis pacientes, este enfoque ha conseguido el efecto deseado y ha mejorado el arco de movimiento general.

Ejemplo de RPI

A continuación puede ver un ejemplo de método de la RPI para el tratamiento TEM. Coloque la mano izquierda (o derecha) en un folio en blanco, con la mano tan abierta como sea posible, y dibuje el contorno de los dedos. (¿No ha hecho esto nunca cuando era pequeño?)

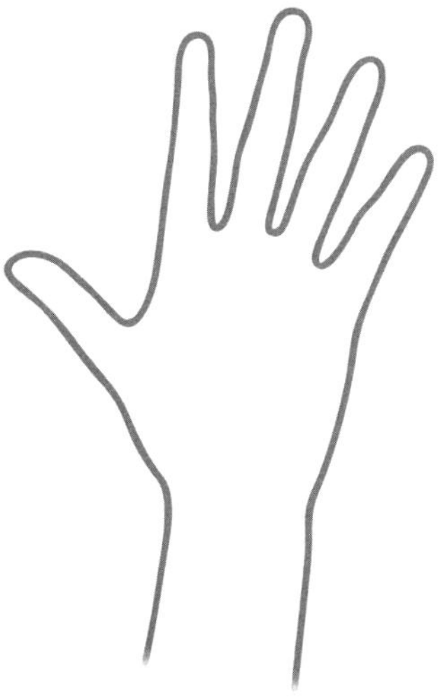

Figura 4.3. Método de la RPI para el tratamiento TEM del aductor del pulgar.

Vamos a utilizar el método de la RPI para el tratamiento TEM del aductor del pulgar. Abduzca activamente el pulgar todo lo que pueda hasta que sienta la resistencia. A continuación, coloque los dedos de la mano derecha encima del pulgar izquierdo y, utilizando una contracción isométrica, aduzca el pulgar contra la presión hacia abajo de los dedos hasta conseguir una contracción isométrica. Aplique esta presión durante 10 segundos. Una vez que haya pasado este tiempo, inspire y espire, y abduzca pasivamente el pulgar un poco más (no lo fuerce).

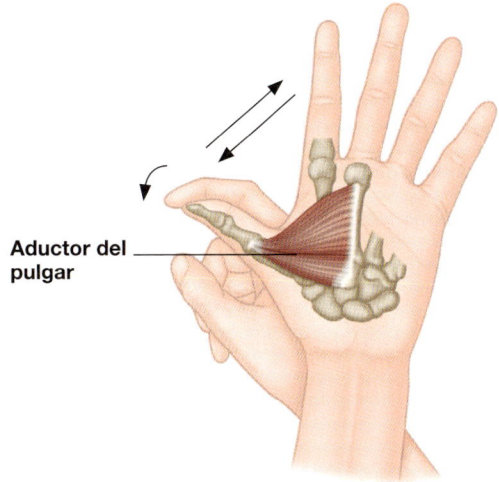

Aductor del pulgar

Figura 4.4. Aducción del pulgar contra resistencia aplicada por la mano contraria.

Repita esta secuencia dos veces más y, en la última repetición, mantenga la contracción isométrica durante, al menos, 20-25 segundos. Vuelva a colocar la mano en el folio y vuelva a dibujar el contorno; con suerte, verá que ahora el pulgar se abduce más que antes.

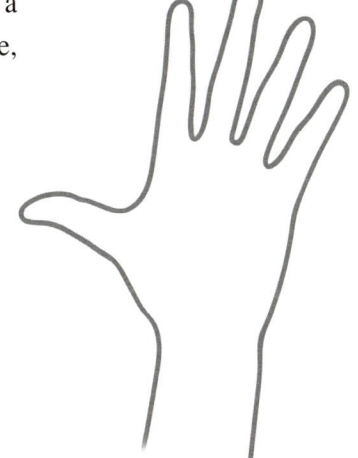

Figura 4.5. Mano dibujada después del tratamiento TEM utilizando la RPI.

¿Qué se entiende por "tenso"?

En ocasiones, puede resultar confuso para los terapeutas entender el significado de la palabra "tenso", ya que es intercambiable por el término "corto" o puede utilizarse como alternativa al término "tirante". Por ejemplo, un terapeuta inexperto puede palpar un tejido y automáticamente decir que el tejido parece tenso; lo que quizá no sepa mientras lo palpa es si dicho tejido se ha acortado y por eso está tenso, o si el tejido está estirado y, por lo tanto, tenso.

Veámoslo desde otra perspectiva, para lo que utilizaré un ejemplo práctico. Cuando tratamos el trapecio superior, podemos decir que el músculo se percibe tenso, ya que se trata de un músculo postural y, por tanto, tiene tendencia a acortarse y, claro está, se percibe tenso. Cuando pasamos a las fibras más bajas del trapecio, podemos volver a sentirnos tentados a utilizar la palabra "tenso", ya que estas fibras se perciben de forma parecida a los tejidos del trapecio superior. Sin embargo, es posible que lo que en realidad esté palpando sea el tejido tirante del trapecio inferior, ya que se encuentra en posición estirada y, por lo tanto, se mantiene en una posición debilitada.

En realidad, si trata el trapecio inferior y el superior utilizando la misma técnica, es posible que un componente del músculo mejore, pero el otro seguirá igual o, incluso, empeorará.

Recuerde que estirar inicialmente la estructura tensa acortada (antagonista) puede ayudar a acortar el tejido ya estirado y extendido, lo que puede solucionar el problema del desequilibrio muscular.

Como Kendall (2010) señaló: "La debilidad permite la deformidad, pero el acortamiento crea dicha deformidad." Dicho de otra forma,

> *"Un músculo tenso colocará la articulación en una posición disfuncional, y un músculo débil permitirá que eso pase."*

Desequilibrios musculares

5

La postura puede definirse como la actitud o posición del cuerpo (Thomas, 1997) y, según Martin (2002), debería cumplir tres funciones:

- Mantener la alineación de los segmentos del cuerpo en cualquier posición: supinación, pronación, sentado, en cuadrupedia y de pie.
- Anticipar el cambio para permitir los movimientos voluntarios con un objetivo, como alcanzar algo o caminar.
- Reaccionar a perturbaciones inesperadas o alteraciones del equilibrio.

De lo anteriormente expuesto, se puede deducir que la postura es un estado tanto activo como puramente estático y que es sinónimo de equilibrio. La postura óptima debe poder mantenerse en todo momento, no sólo cuando se adoptan posiciones estáticas (p. ej., sentarse, estar de pie, etc.), sino también durante el movimiento.

Si la postura óptima y el control postural deben incentivarse durante el ejercicio, los principios de la buena postura estática deberían estar totalmente claros. Una vez entendido esto, se puede identificar la mala postura y se pueden aplicar estrategias correctivas.

- La buena postura es el estado de equilibrio muscular y esquelético que protege las estructuras de carga del cuerpo contra lesiones o la deformidad progresiva, independientemente de la postura (p. ej., erguido, tumbado, agachado, encorvado, etc.) en la que estén trabajando o descansando dichas estructuras.
- La mala postura es una relación incorrecta entre las diferentes partes del cuerpo que produce un aumento de la tensión en las estructuras de carga y en la que existe un equilibrio menos eficaz del cuerpo sobre su base de apoyo.

El sistema neuromuscular, tal como lo conocemos, está compuesto por fibras musculares de contracción lenta y de contracción rápida, cada una de ellas con un papel diferente en la función corporal. Las fibras de contracción rápida se utilizan en los movimientos potentes y bruscos, mientras que las fibras de contracción lenta son para actividades de bajo nivel sostenidas, como, por ejemplo, mantener la postura correcta. Los músculos también se pueden dividir en dos categorías más: posturales y fásicos.

Músculos posturales y fásicos

Autores anteriores han sugerido que los músculos que tienen una función estabilizadora (postural) tienen tendencia a acortarse cuando se tensan, mientras que los músculos que tienen una función más activa/móvil (fásicos) tienen tendencia a alargarse e inhibirse. Los músculos que tienden a acortarse tienen una función primaria postural, y podemos utilizar este libro para identificar las estructuras tensas acortadas. Hay algunas excepciones a la norma de que ciertos músculos siguen el patrón de acortarse mientras que otros se alargan: algunos músculos son capaces de modificar su estructura.

Por ejemplo, algunos autores sostienen que los escalenos son posturales por naturaleza y otros defienden que son fásicos. Sabemos que, dependiendo de qué disfunción presenten, en pruebas específicas puede parecer que los escalenos se han acortado y están tensos, pero, en ocasiones, cuando se ponen a prueba, se puede detectar que se han alargado y debilitado.

Hay diferencias entre músculos posturales y fásicos; sin embargo, muchos músculos pueden mostrar características de ambos tipos y contener una mezcla de fibras tipo I y tipo II. Los músculos isquiotibiales, por ejemplo, tienen una función estabilizadora postural, pero son poliarticulares (cruzan más de una articulación) y tienen una notable tendencia a acortarse.

Tabla 5.1. Alargamiento y acortamiento de los músculos.

	Postural	**Fásico**
Función	Postura	Movimiento
Tipo de músculo	Tipo I	Tipo II
Fatiga	Tardía	Temprana
Reacción	Acortamiento	Alargamiento

Músculos posturales

Estos músculos, también conocidos como músculos tónicos, tienen una función antigravitatoria y, por lo tanto, intervienen de modo importante en el mantenimiento de la postura. Las fibras de contracción lenta están más adaptadas al mantenimiento de la postura; son capaces de aguantar la contracción y, por lo general, se acortan y, en consecuencia, se tensan.

Los músculos posturales son predominantemente de contracción lenta, lo que les hace ser más resistentes a la fatiga, y están inervados por una neurona motora más pequeña. Por lo tanto, tienen un umbral de excitabilidad más bajo, lo que significa que el impulso nervioso llega al músculo postural antes que al músculo fásico. Con esta secuencia de inervación, el músculo postural inhibe el músculo fásico (antagonista), reduciendo así su potencial contráctil y su activación.

Cuando los músculos tienen que soportar una carga incorrecta o reiterada, los músculos posturales se acortan y los fásicos se debilitan. Como consecuencia, se altera la relación longitud-tensión, lo que afecta directamente la postura, ya que los músculos colindantes desplazan los tejidos blandos y el sistema esquelético.

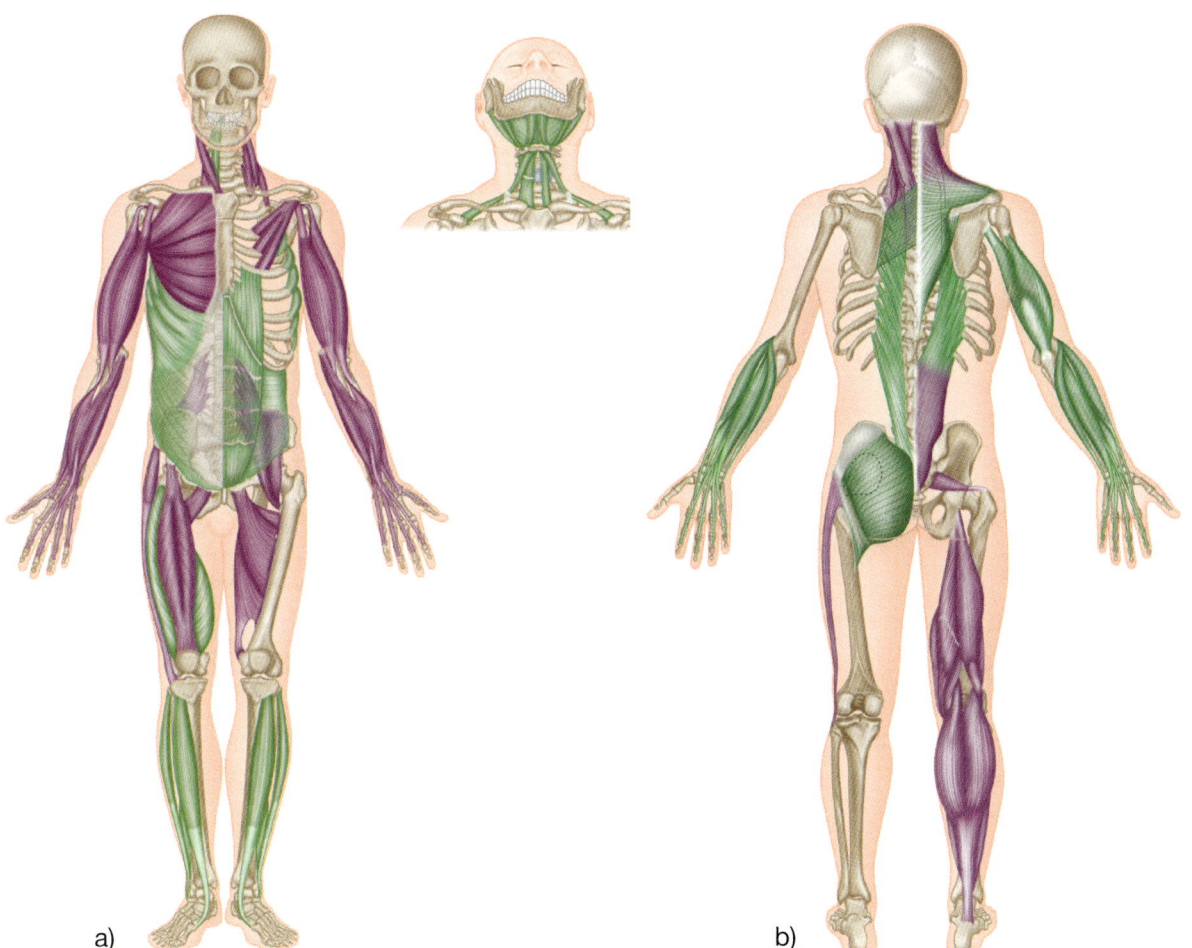

a)   b)

Figura 5.1. Músculos posturales-fásicos: (a) vista anterior, (b) vista posterior. Los músculos morados son predominantemente posturales, mientras que los verdes son predominantemente fásicos.

Músculos fásicos

El movimiento es la función principal de los músculos fásicos. Estos músculos suelen ser relativamente más superficiales que los posturales y tienden a atravesar varias articulaciones (poliarticulares). Están compuestos predominantemente por fibras del tipo II, de contracción rápida, y están bajo control reflejo voluntario.

Un músculo tenso suele ser el resultado de la inhibición del músculo fásico, cuya función se ve debilitada como resultado. La relación entre un músculo con tendencia a tensarse y su músculo correspondiente con tendencia a debilitarse es unidireccional. Cuando el músculo con tendencia a tensarse se tensa y, por lo tanto, se vuelve más fuerte, se inhibe el músculo con tendencia a debilitarse, lo que hace que se alargue y, por lo tanto, se debilite. La división de los músculos en predominantemente posturales y predominantemente fásicos se recoge en la tabla 5.2.

Tabla 5.2. Músculos fásicos y posturales del cuerpo.

Músculos predominantemente posturales	Músculos predominantemente fásicos
Cintura escapular	
Pectoral mayor/menor	Romboides
Elevador de la escápula	Trapecio inferior
Trapecio superior	Trapecio medio
Bíceps braquial	Serrato anterior
Extensores del cuello: Escalenos / Erectores cervicales / Esternocleidomastoideo	Tríceps braquial
	Flexores del cuello: Supra e infrahioideos / Largo del cuello
Antebrazo	
Flexores de la muñeca	Extensores de la muñeca
Tronco	
Erectores lumbares y cervicales Cuadrado lumbar	Erectores torácicos Abdominales
Pelvis	
Bíceps femoral / Semitendinoso / Semimembranoso	Vasto interno
Psoasilíaco	Vasto externo
Tracto iliotibial	Glúteo mayor
Recto femoral	Glúteo menor y glúteo medio
Aductores	
Piramidal / Tensor de la fascia lata	
Pantorrilla	
Gastrocnemio / Sóleo	Tibial anterior / Peroneos

Actividad muscular antes y después del estiramiento

Echemos un vistazo a algunos estudios EMG de la actividad de los músculos del tronco antes y después de estirar los músculos hipertónicos, en este caso los erectores de la columna.

En la tabla 5.3 se muestra que los erectores hipertónicos de la columna se mantienen activos durante la flexión del tronco. Después del estiramiento, los erectores de la columna se suprimen tanto en la flexión del tronco (que permite una activación mayor del recto del abdomen) como en la extensión del tronco.

Tabla 5.3. Grabaciones EMG de la actividad muscular. Reproducción de Hammer, W. I. Functional Soft Tissue Examination and Treatment by Manual Methods: New Perspectives. *2ª ed., Aspen, 1999.*

Músculo	Primera grabación			Segunda grabación		
Recto del abdomen						
Erector de la columna						

Efectos del desequilibrio muscular

Los resultados de la investigación de Janda (1983) indican que los músculos tensos o hiperactivos no sólo obstaculizan al agonista a través de la ley de la inhibición recíproca de Sherrington, sino que también se vuelven activos en movimientos con los que no están asociados normalmente.

> *Nota.* **Por este motivo, al intentar corregir un desequilibrio osteomuscular, debería incentivar el alargamiento de un músculo hiperactivo utilizando una TEM antes de intentar fortalecer un músculo débil elongado.**

Si no se corrigen estos desequilibrios musculares, el cuerpo se verá obligado a adoptar una posición compensatoria, lo que aumentará la presión en el aparato locomotor y, finalmente, llevará a una disfunción, irritación y lesión tisular. Así se llega a un círculo vicioso de deterioro osteomuscular, ya que los músculos tónicos se acortan y los músculos fásicos se alargan (figura 5.1).

Por último, los desequilibrios musculares se acaban reflejando en la postura. Como ya hemos dicho antes, los músculos posturales están inervados por una neurona motora más pequeña y, por lo tanto, tienen un umbral de excitabilidad más bajo. Dado que el impulso nervioso llega al músculo postural antes que al fásico, el primero inhibirá al segundo (antagonista), reduciendo así el potencial contráctil y la activación.

Cuando los músculos se someten a una carga incorrecta o reiterada, los músculos tónicos se acortan y los fásicos se debilitan, alterando así su relación longitud-tensión. Como consecuencia, la postura se ve directamente afectada, ya que los músculos colindantes desplazan los tejidos blandos y el esqueleto.

Tabla 5.4. El círculo vicioso del deterioro osteomuscular.

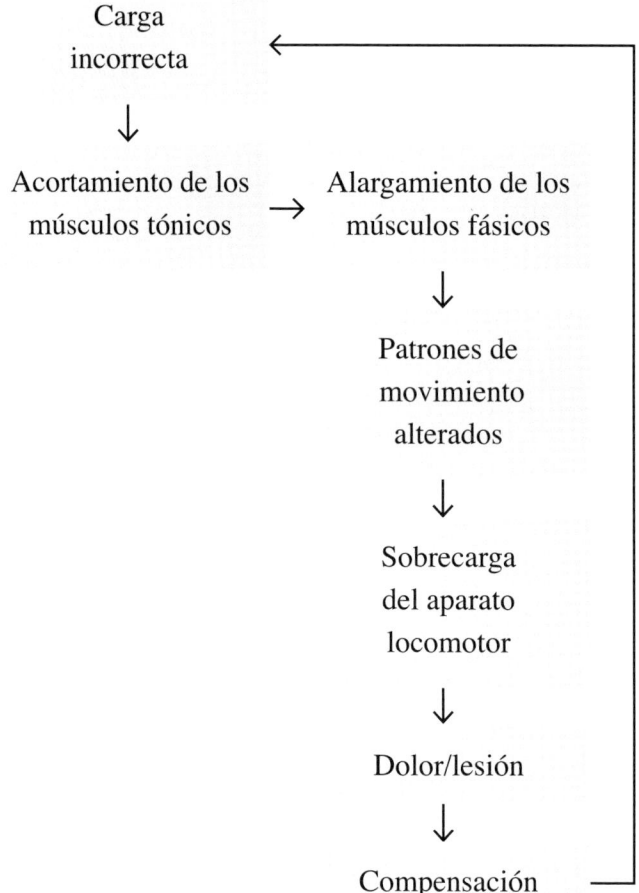

Relaciones de los músculos del torso

6

Dado que la incidencia de la lumbalgia parece ir en aumento, es necesario conocer y entender las relaciones musculares que afectan la estabilidad troncal y lumbopélvica, y cómo las TEM pueden incorporarse en su evaluación y tratamiento.

La pelvis o, más concretamente, la articulación sacroilíaca (SI) cuenta con dos factores principales que afectan su estabilidad:

- Cierre de forma
- Cierre de fuerza

Cierre de forma

El cierre de forma se debe a la alineación anatómica de los huesos ilion y sacro, donde el sacro forma una especie de dovela entre las alas de la pelvis.

La articulación sacroilíaca transfiere grandes cargas y su forma está adaptada a esta tarea. Sus superficies articulares son relativamente planas, lo que ayuda a transferir las fuerzas de compresión y a realizar movimientos de inclinación. Sin embargo, una articulación relativamente plana es vulnerable a las fuerzas de corte. La articulación sacroilíaca tiene tres formas de protegerse. Para empezar, el sacro tiene forma de cuña, y, así, los innominados lo estabilizan. En segundo lugar, a diferencia del resto de articulaciones sinoviales, su cartílago articular no es homogéneo, sino más bien irregular. Por último, una vista de un corte frontal de la articulación sacroilíaca revela prominentes extensiones óseas cubiertas de cartílago en la articulación, llamadas crestas y ranuras. Parecen irregulares, pero, de hecho, son complementarias, y esto sirve para estabilizar la articulación cuando se aplica compresión.

Cierre de fuerza

Si las superficies articulares de sacro e innominados encajaran en un perfecto cierre de forma, la movilidad sería prácticamente imposible. Pero el cierre de forma de la articulación sacroilíaca no es perfecto, por lo que la movilidad es posible, aunque pequeña, y por lo tanto se necesita la estabilización durante la carga. Esto se consigue aumentando la compresión en la articulación en el momento de la carga. Las estructuras anatómicas responsables del aumento de la compresión son los ligamentos, los músculos y las fascias. Cuando la articulación sacroilíaca se comprime, aumenta la fricción en dicha articulación y, como consecuencia, aumenta el cierre de forma. El mecanismo de compresión de las articulaciones sacroilíacas causada por fuerzas adicionales se denomina cierre de fuerza.

Estabilidad sacroilíaca

Son muchos los ligamentos, músculos y sistemas fasciales que contribuyen al cierre de fuerza de la pelvis. Cuando funcionan correctamente, las fuerzas de corte entre los innominados y el sacro se controlan adecuadamente, y las cargas pueden transferirse entre tronco, pelvis y piernas.

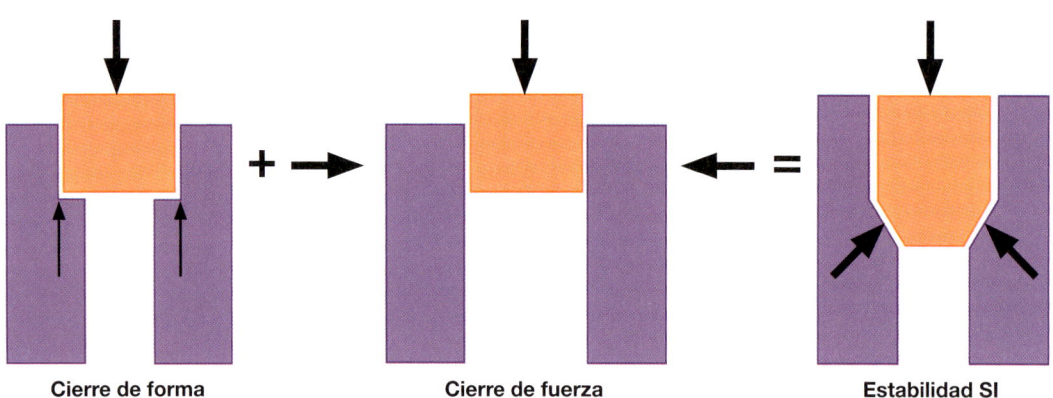

Cierre de forma   **Cierre de fuerza**   **Estabilidad SI**

Figura 6.1. Relación entre cierre de forma y de fuerza, y la estabilidad SI.

¿En qué posición es más estable la cintura pélvica? Los estudios han demostrado que la nutación sacra se produce cuando se pasa de estar sentado a estar de pie, y que la nutación completa se produce al inclinar hacia delante o hacia atrás el tronco. Este movimiento tensa los ligamentos mayores (sacrotuberoso, sacroespinoso e interóseo) de la pelvis posterior, y esta tensión aumenta la fuerza de compresión en la articulación sacroilíaca.

Ligamentos del cierre de fuerza

Las principales estructuras ligamentarias que influyen en el cierre de fuerza son el ligamento sacrotuberoso (que conecta el sacro con el isquion) y el ligamento sacroilíaco dorsal largo (que conecta el tercer y cuarto segmentos sacros a la espina ilíaca posterosuperior [EIPS]).

Los ligamentos pueden aumentar la compresión articular cuando se tensan o alargan debido al movimiento de los huesos a los que están unidos. Como alternativa, pueden aumentar la compresión articular cuando se tensan debido a la contracción de los músculos que se insertan en ellos. La tensión en el ligamento sacrotuberoso puede verse aumentada por la rotación posterior de los innominados en relación con el sacro, por la nutación del sacro en relación con los innominados o por la contracción de los músculos que se insertan en él (bíceps femoral, piramidal, glúteo mayor y transversoespinoso).

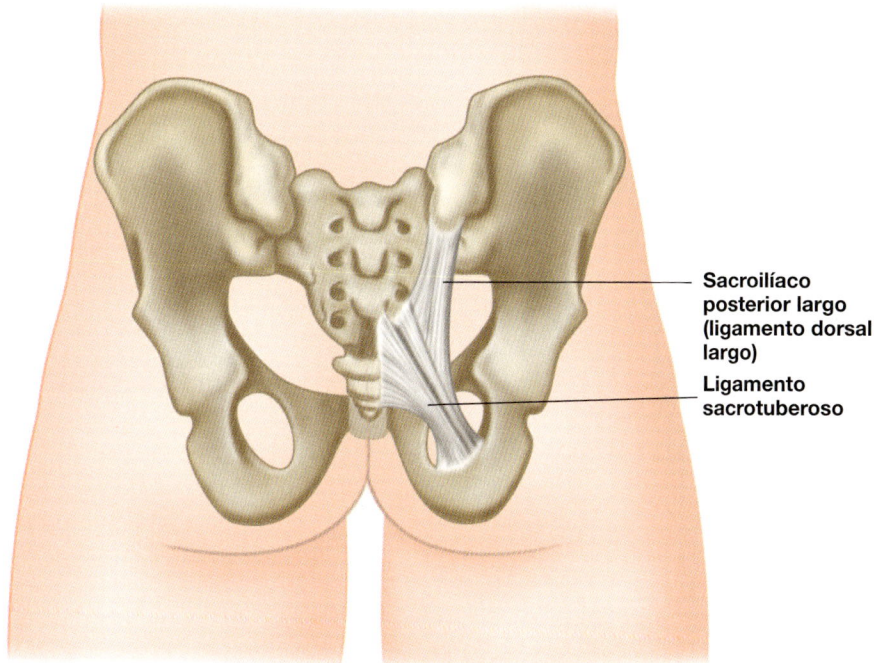

Sacroilíaco posterior largo (ligamento dorsal largo)

Ligamento sacrotuberoso

Figura 6.2. Ligamentos del cierre de fuerza.

La principal limitación ligamentaria a la contranutación del sacro o a la rotación anterior del innominado es el ligamento sacroilíaco dorsal largo. Se trata de una posición relativamente menos estable para que la pelvis aguante la carga horizontal y/o vertical, dado que la articulación sacroilíaca está bajo menos compresión y no está autobloqueada.

Por sí mismos, los ligamentos no pueden mantener una pelvis estable, así que dependen de varios sistemas musculares para que les ayuden. Existen dos grupos importantes de músculos que contribuyen a la estabilidad de la región lumbar y la pelvis. Como conjunto, se les denomina unidad interior (núcleo) y unidad exterior (sistemas estabilizadores). La unidad interior está formada por el transverso del abdomen, el transversoespinoso, el diafragma y los músculos del suelo pélvico; como conjunto también se les denomina núcleo o estabilizadores locales. El sistema exterior consta de varias eslingas o sistemas musculares (estabilizadores y movilizadores globales que están anatómicamente conectados y funcionalmente relacionados).

Músculos del cierre de fuerza

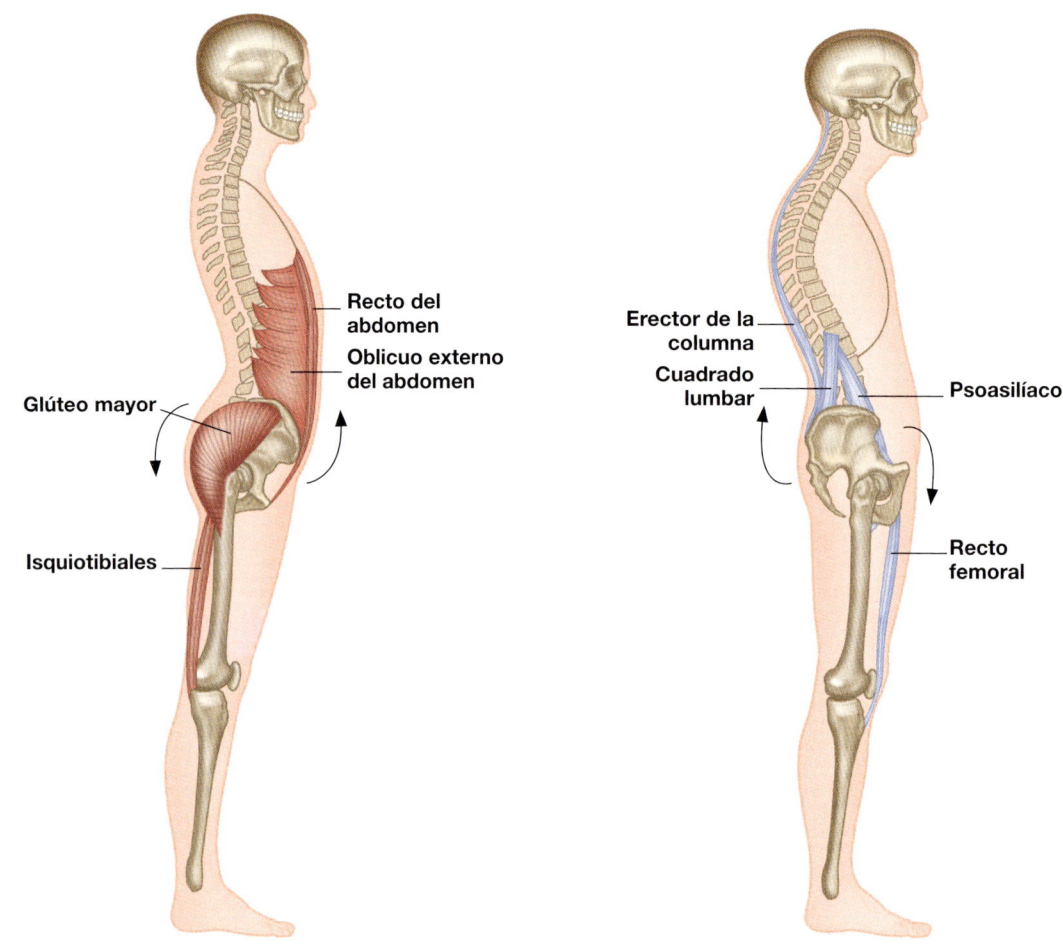

Músculos responsables de la inclinación pélvica posterior   **Músculos responsables de la inclinación pélvica anterior**

Figura 6.3. Pares de fuerza pélvicos anteroposteriores.

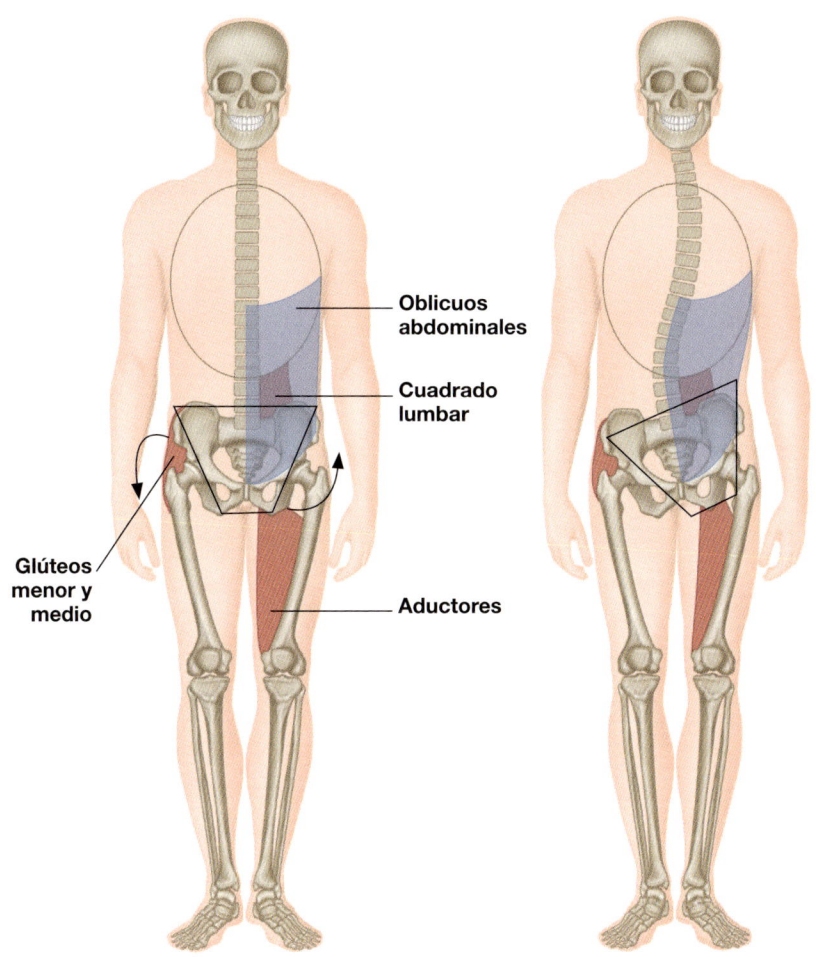

Figura 6.4. Pares de fuerza pélvicos laterales.

Definición

Par de fuerza. Situación en la que dos fuerzas de igual magnitud pero dirección opuesta se aplican a un objeto y producen una rotación pura (Abernethy *et al.*, 2004).

La unidad interior: el núcleo

Según Chek (1999), la estabilidad estática es "la capacidad para mantener una posición durante mucho tiempo sin perder la buena alineación estructural".

También se suele entender la estabilidad estática como estabilidad postural, aunque esto puede llevar a engaño, ya que como Martin (2002) establece: '... la postura es algo más que aguantar una posición corporal como, por ejemplo, estar de pie. La postura es algo activo, ya sea manteniendo una postura ya existente o pasando de una postura a otra".

El núcleo consta de:

- Transverso del abdomen (TVA)
- Transversoespinoso
- Diafragma
- Músculos del suelo pélvico

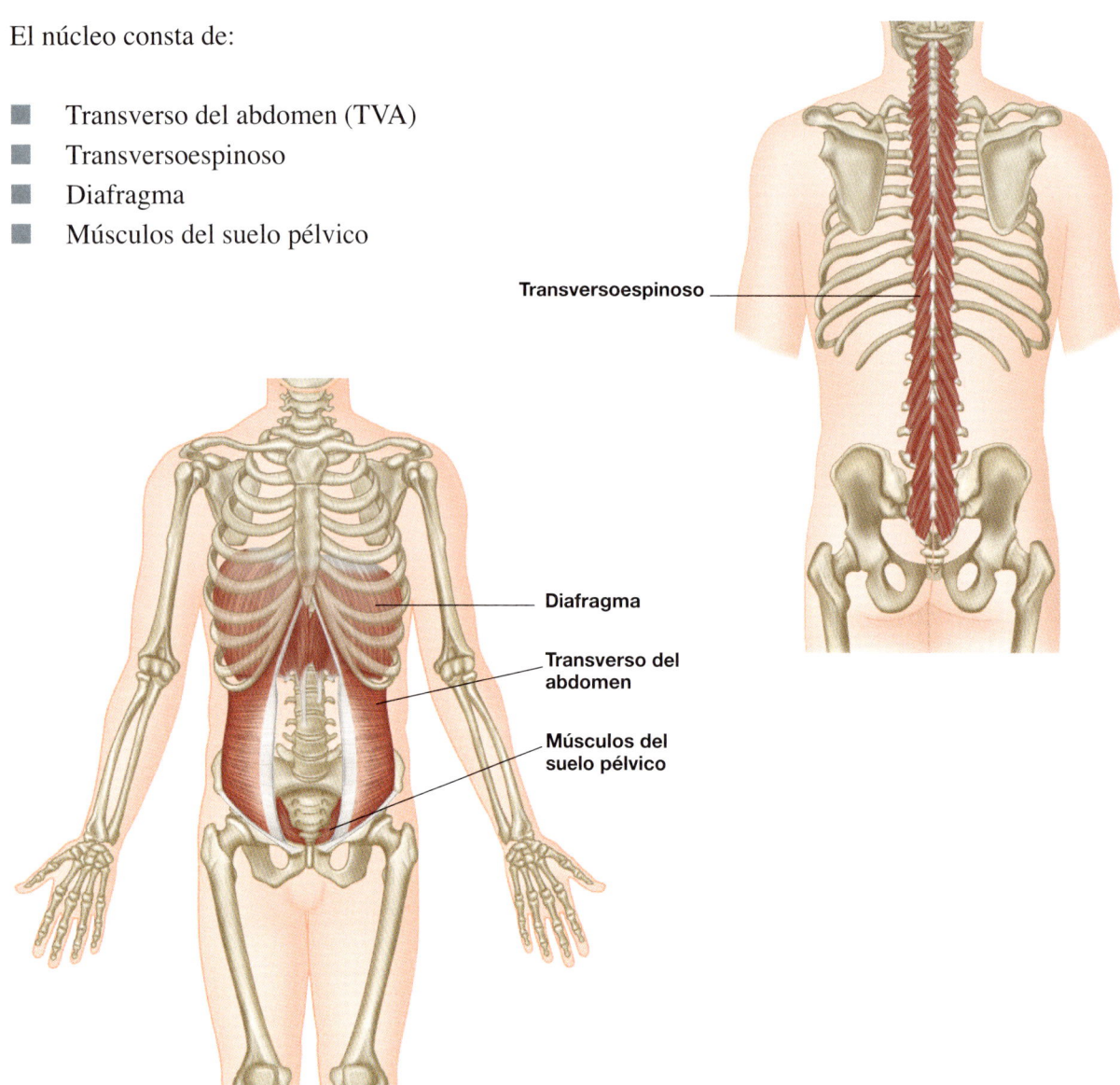

Transversoespinoso

Diafragma

Transverso del abdomen

Músculos del suelo pélvico

Figura 6.5. La unidad interior: el núcleo.

En este libro sólo hablaremos del TVA y el transversoespinoso, ya que estos músculos están especialmente relacionados con los desequilibrios posturales y fásicos, y el fisioterapeuta puede palparlos con facilidad. Dado que el diafragma y los músculos del suelo pélvico son difíciles de palpar, no los trataremos aquí.

Transverso del abdomen (TVA)

Se trata del músculo abdominal más profundo. Tiene su origen en la cresta ilíaca, el ligamento inguinal, la fascia lumbar y el cartílago de las seis costillas inferiores, y se inserta en la apófisis xifoides, la línea alba y el pubis.

La acción principal del TVA es comprimir el abdomen "atrayendo" la pared abdominal. Esta "atracción" es observable como un movimiento del ombligo hacia la columna. El músculo ni flexiona ni estira la columna. Kendall *et al.* (2010) también afirman que "este músculo no realiza ninguna acción de flexión lateral excepto si actúa para... estabilizar la línea alba, permitiendo así una mejor actuación de los músculos del tronco anterolateral [oblicuos externo e interno]".

El TVA parece ser el músculo clave de la unidad interior. Richardson *et al.* (1999) descubrieron que, en las personas sin dolor lumbar, el TVA se activaba 30 milisegundos antes de los movimientos de hombros y 110 milisegundos antes de los movimientos de piernas. Esto demuestra la función clave del TVA a la hora de proporcionar la estabilidad necesaria para poder mover el esqueleto apendicular. Dado que el TVA se contrae durante la inspiración, tira del tendón central inferiormente y se aplana, aumentando así la longitud vertical de la cavidad torácica y comprimiendo el transversoespinoso lumbar.

Transversoespinoso

El transversoespinoso es el músculo más grande y medial de la región lumbar, y sus fibras están centradas en las apófisis espinosas lumbares. Partiendo de cada apófisis espinosa, las fibras se dirigen hacia abajo, pasando por las apófisis transversas de las vértebras de los dos, tres, cuatro y cinco niveles inferiores. Esas fibras, que se extienden más allá del nivel de la última vértebra lumbar (L5), se anclan al ilion y el sacro.

La importancia del transversoespinoso a la hora de producir esta fuerza de extensión es esencial para la estabilidad de la columna lumbar al resistirse a la flexión y las fuerzas de corte, y al controlar estos movimientos durante la flexión.

Richardson *et al.* (1999) identificaron el transversoespinoso lumbar y el TVA como los estabilizadores clave de la columna lumbar. Ambos músculos están conectados con la fascia toracolumbar para crear lo que Richardson *et al.* llamaban "un corsé muscular natural y profundo para proteger la espalda de posibles lesiones".

La unidad exterior: el sistema estabilizador integrado

En el pasado se describieron cuatro sistemas que componían la unidad exterior de músculos: el sistema oblicuo posterior, el oblicuo anterior, el longitudinal y el lateral. Aunque sus músculos pueden entrenarse individualmente, un cierre de fuerza eficaz requiere coactivación y liberación específicas para funcionar correctamente. La unidad exterior consta de cuatro sistemas: longitudinal posterior, lateral, oblicuo anterior y oblicuo posterior.

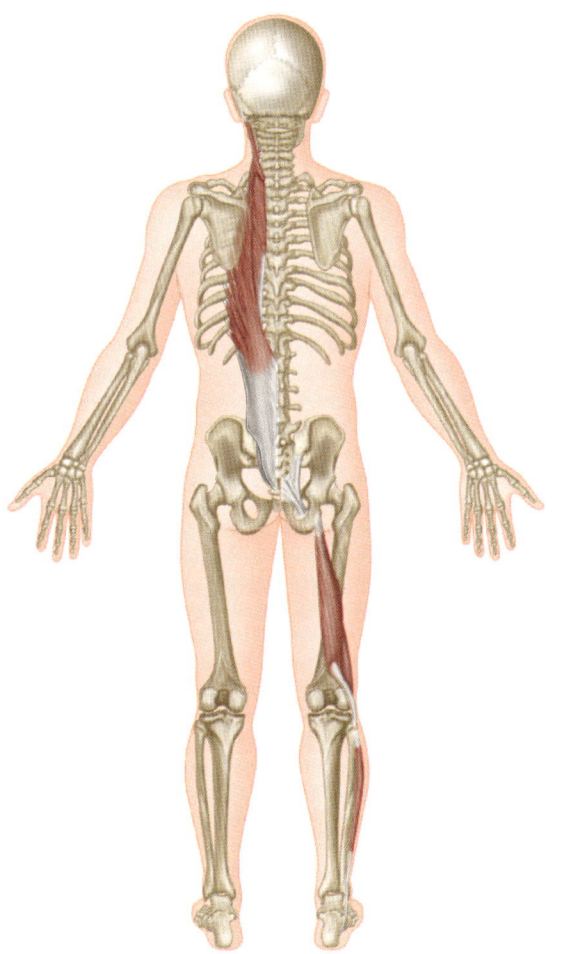 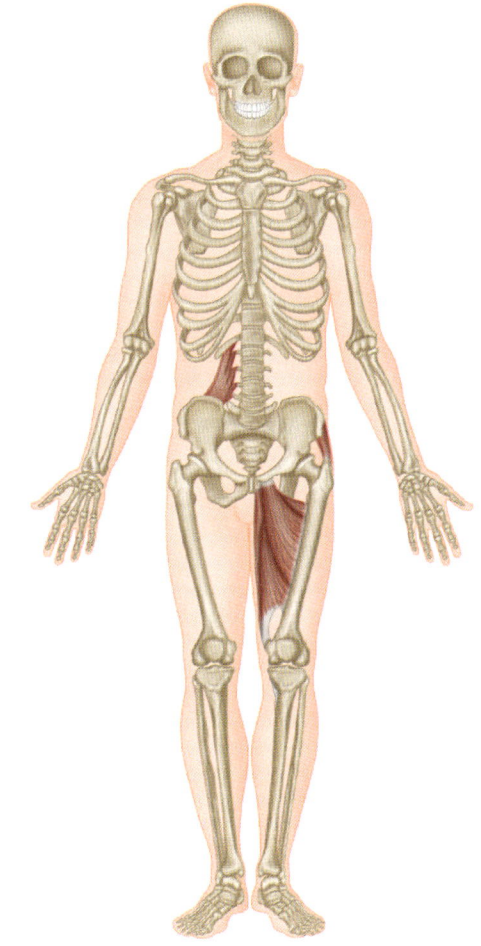

Figura 6.6. Sistema longitudinal posterior.   *Figura 6.7. Sistema lateral.*

Peroneo largo: del primer metatarsiano a la cabeza del peroné

Bíceps femoral: de la cabeza del peroné al isquion

Ligamento sacrotuberoso: del isquion al sacro

Erector de la columna contralateral (opuesto): del sacro al ilion, costillas, vértebras y cráneo

Glúteos medio y menor (abductores de la cadera)

Aductores ipsolaterales (mismo lado) de la cadera

Cuadrado lumbar contralateral

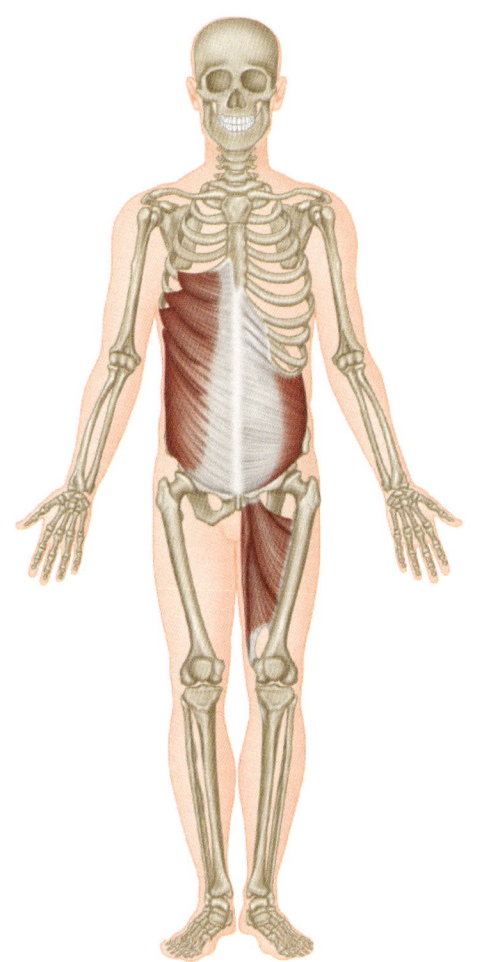

Figura 6.8. Sistema oblicuo anterior.

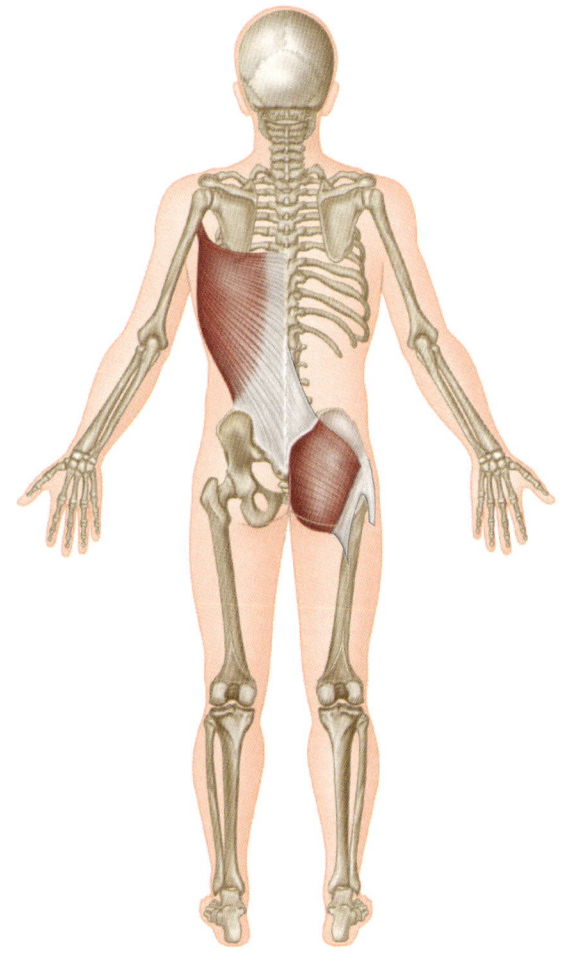

Figura 6.9. Sistema oblicuo posterior.

Aductores para el apoyo sobre una pierna

Oblicuos internos ipsolaterales

Oblicuos externos contralaterales

Glúteo mayor

Dorsal ancho contralateral

Fascia toracolumbar

El sistema estabilizador integrado representa muchas fuerzas y está compuesto por varios músculos. Un solo músculo puede participar en más de un estabilizador, y los estabilizadores pueden superponerse e interconectarse en función de la tarea que se les solicite. Hay varios sistemas estabilizadores miofasciales en la unidad exterior. Incluyen, aunque probablemente no se limitan a, un estabilizador coronal (con componentes mediales y laterales), un estabilizador sagital (con componentes anteriores y posteriores) y un estabilizador espiral oblicuo. La hipótesis es que los estabilizadores no tienen ni principio ni final, sino que más bien se conectan según sea necesario para ayudar a la transferencia de fuerzas. Es posible que todos los estabilizadores formen parte de un sistema miofascial interconectado, y un estabilizador que se identifica durante un movimiento concreto puede serlo meramente debido a la activación de partes selectivas de todo el estabilizador (Lee, 2004).

La identificación y tratamiento de una disfunción muscular específica (como la debilidad, el reclutamiento inapropiado y la tensión) son importantes a la hora de restaurar el cierre de fuerza (segundo componente de estabilidad) y para entender por qué partes de un estabilizador pueden verse restringidas en su movimiento o tener carencias de apoyo. Tenga en cuenta los puntos siguientes:

- Los cuatro sistemas de la unidad exterior dependen de la unidad interior para conseguir la rigidez y estabilidad articulares necesarias para crear una plataforma de generación de fuerza eficaz.

- Si la unidad interior no puede funcionar ante una demanda de la unidad exterior, suele provocar desequilibrio muscular, lesiones articulares y un pobre rendimiento.

- La unidad exterior no puede trabajarse de forma eficaz utilizando las modernas máquinas de gimnasio, ya que el entrenamiento específico que se suele hacer con máquinas, por lo general, no está relacionado con los movimientos funcionales de la vida diaria.

- Una preparación física adecuada de la unidad exterior debería incluir ejercicios que requieran la función integrada de las unidades interior y exterior, utilizando patrones de movimiento comunes a cualquier rutina o entorno deportivo de un determinado cliente (Chek, 1999).

Mala postura

Una mala postura puede ser resultado de muchos factores diferentes. Puede deberse a un traumatismo sufrido por el cuerpo, a algún tipo de deformidad del aparato locomotor o, incluso, a una carga incorrecta.

Dado que estar sentado se está convirtiendo en una postura que nuestros cuerpos aguantan durante largos períodos de tiempo (posiblemente más de 8 horas al día), la mayor parte de la sociedad actual está perdiendo la batalla y alterando su centro de gravedad (CDG). Con la postura correcta, los músculos posturales permanecen relativamente inactivos, usan la energía de modo eficaz y sólo responden cuando se produce una interrupción en el equilibrio para mantenerse erguido. Por lo tanto, cuando nos alejamos de la alineación ideal, el tono de los músculos posturales aumenta, incrementándose así el gasto de energía.

Desviaciones posturales sagitales

Las desviaciones posturales pueden observarse desde el plano sagital, como se puede ver en las ilustraciones siguientes. El texto destaca qué músculos en concreto tienen tendencia a acortarse y tensarse, y cuáles tienen tendencia a alargarse y debilitarse.

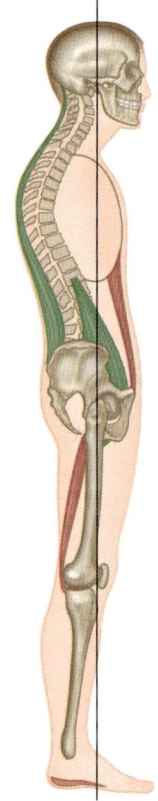

Cabeza:	Hacia delante
Cervicales:	Levemente extendidas
Torácicas:	Parte inferior recta / parte superior flexionada
Lumbares:	Flexionadas (rectas)
Pelvis:	Inclinación posterior
Cadera:	Extendida
Rodilla:	Extendida (o flexionada)
Tobillo:	Leve flexión plantar
Débiles y elongados:	Extensores de la espalda (quizá no estén débiles)
Cortos y fuertes:	Isquiotibiales

Figura 6.10. Postura de la espalda plana.

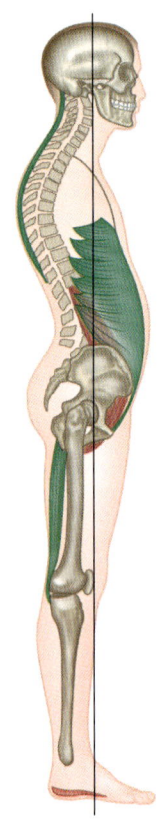

Cabeza:	Hacia delante
Cervicales:	Hiperextendidas
Escápulas:	Abducidas
Torácicas:	Hipercifosis
Lumbares:	Hiperlordosis
Pelvis:	Inclinación anterior
Cadera:	Flexionada
Rodilla:	Levemente hiperextendida
Tobillo:	Leve flexión plantar
Débiles y elongados:	Flexores del cuello
	Parte superior de la espalda
	Isquiotibiales (quizá no (estén débiles)
	Oblicuos
Cortos y fuertes:	Extensores del cuello
	Flexores de la cadera

Figura 6.11. Postura cifótica/lordótica.

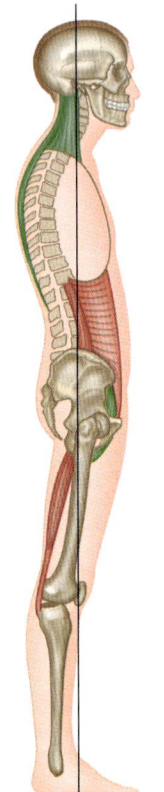

Cabeza:	Hacia delante
Cervicales:	Levemente extendidas
Torácicas:	Flexión (cifosis)
Lumbares:	Aplanadas (flexión)
Pelvis:	Inclinación posterior
Cadera:	Hiperextendida y hacia delante
Rodilla:	Hiperextendida
Tobillo:	Neutro (desviación de la pelvis)
Débiles y elongados:	Psoasilíaco
	Oblicuos
	Extensores de la parte superior de la espalda
	Flexores del cuello
Cortos y fuertes:	Isquiotibiales
	Región lumbar (no acortada)
	Abdominales superiores

Figura 6.12. Postura de la espalda curvada.

Ciclo dolor-espasmo

En las fases iniciales de la mala postura, la isquemia será la principal fuente de dolor. El flujo sanguíneo a través de un músculo es inversamente proporcional al nivel de contracción o actividad, llegando casi a cero al 50-60% de contracción. Algunos estudios han indicado que el cuerpo no podría mantener la homeostasis con contracciones por encima del 10%.

El peso de la cabeza supone aproximadamente el 7% del peso total del cuerpo (hombros y brazos son alrededor del 14%). Esto significa que, en un hombre de 80 kg, la cabeza pesa entre 5 y 6 kg. Si mueve la cabeza y los hombros hacia delante, fuera de la alineación ideal, la activación de los extensores del cuello aumenta drásticamente, lo que restringe el flujo sanguíneo. Esta contracción isométrica prolongada forzará los músculos a un metabolismo anaeróbico, y aumentará el ácido láctico y la acumulación de otros metabolitos irritantes. Si no se le da el descanso necesario, se puede iniciar una contracción refleja de los músculos ya isquémicos. Acaba de entrar en el ciclo dolor-espasmo (figura 6.13).

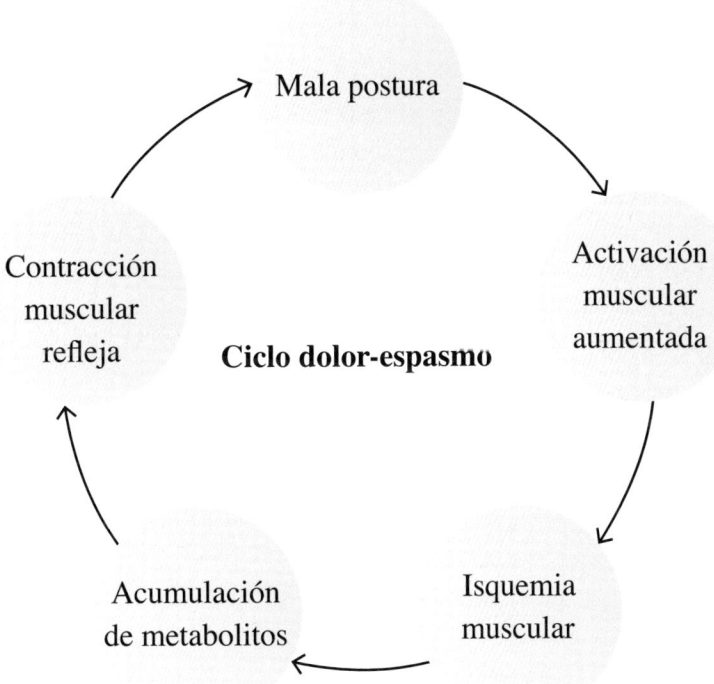

Figura 6.13. Modelo dolor-espasmo.

La hipercifosis

También se ha demostrado que, con cada centímetro que la cabeza se mueva hacia delante, las fuerzas de compresión ejercidas por la cabeza sobre la columna cervical inferior aumentan el 100% (Calliet, 2003). Esto crea una tracción en el sistema ligamentario posterior de la columna, ya que se produce una flexión de la T1 y una extensión relativa de la C7, y el espacio articular entre la T1 y la T2 aumenta. A medida que la alteración se va cronificando y la columna cervical migra hacia delante, se crea tejido graso adicional en un intento por estabilizar la columna torácica superior/cervical inferior. A esto se conoce como joroba o hipercifosis.

Parte superior del cuerpo

7

Se evaluarán y tratarán los siguientes músculos de la parte superior del cuerpo:

- Trapecio superior
- Elevador de la escápula
- Esternocleidomastoideo
- Escalenos
- Dorsal ancho
- Pectoral mayor
- Pectoral menor
- Músculos coracoides: cabeza corta del bíceps braquial, coracobraquial
- Subescapular
- Infraespinoso

FORMULARIO DE EVALUACIÓN POSTURAL: PARTE SUPERIOR DEL CUERPO

Nombre del paciente:

Claves: I = Igual

D/I = Corto en el lado izquierdo o derecho

Músculos	Fecha:	Fecha:	Fecha:
Trapecio superior			
Elevador de la escápula			
Esternocleidomastoideo			
Escalenos			
Dorsal ancho			
Pectoral mayor			
Pectoral menor			
Músculos coracoides Cabeza corta del bíceps braquial Coracobraquial			
Subescapular			
Infraespinoso			

NOTAS

Trapecio superior

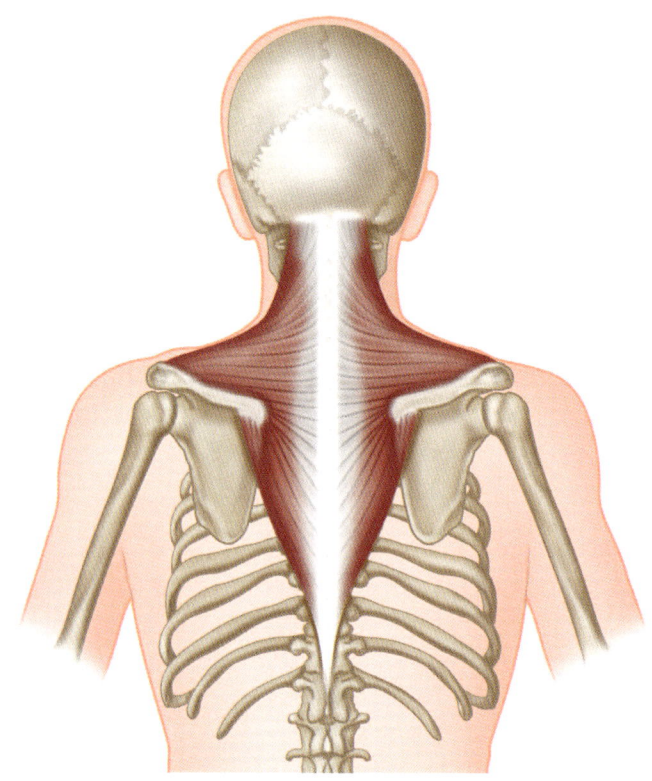

Origen

Base del cráneo (hueso occipital). Apófisis espinosas de la séptima vértebra cervical (C7) y todas las vértebras torácicas (T1-T12).

Inserción

Tercio lateral de la clavícula. Acromion. Espina de la escápula.

Acción

Fibras superiores. Suben la cintura escapular (elevación). Ayudan a evitar la depresión de la cintura escapular cuando se lleva un peso en los hombros o en las manos.

Fibras medias. Retraen (aducen) la escápula.

Fibras inferiores. Deprimen la escápula, sobre todo contra resistencia, como cuando se utilizan las manos para levantarse de una silla.

Fibras superiores e inferiores juntas. Rotan la escápula, como al subir el brazo por encima de la cabeza.

Inervación

Nervio accesorio (XI). Rama ventral de los nervios cervicales (C2, C3, C4).

Evaluación del trapecio superior

Para esta prueba, el paciente debe estar sentado (figura 7.1). El terapeuta dobla pasivamente el cuello del paciente hacia el lado derecho mientras palpa el trapecio izquierdo con su mano izquierda (figura 7.2). El terapeuta necesita conocer el punto de resistencia del tejido, sin tener que esperar a que el paciente le diga que siente el estiramiento. El punto de resistencia está donde se consigue la "distensión" del tejido antes de alcanzar la posición de estiramiento (es muy importante entender este proceso de punto de resistencia en oposición al estiramiento).

Si se consigue un arco de movimiento de 45°, el trapecio tiene una longitud normal. La prueba se debe repetir en el lado contralateral para comparar.

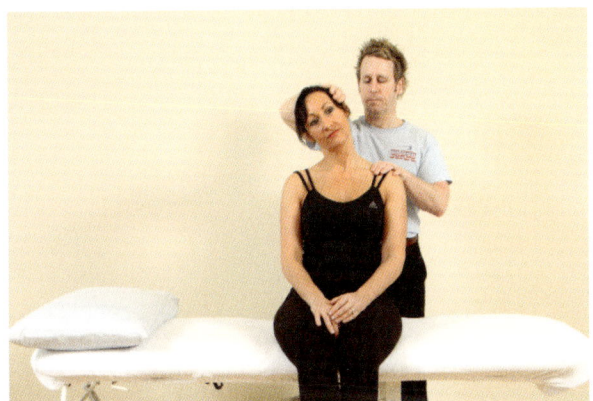

Figura 7.1. Postura en sedestación para la evaluación del trapecio superior.

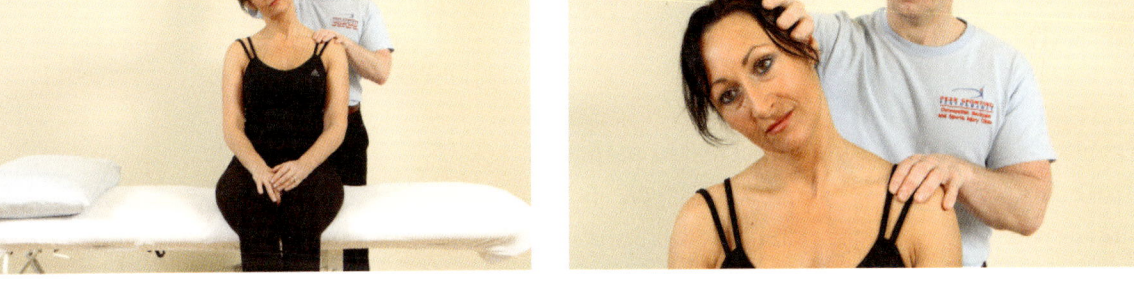

Figura 7.2. El terapeuta dobla la cabeza del paciente hacia la derecha mientras estabiliza su hombro con la mano.

Evaluación alternativa del trapecio

Prueba del ritmo escapulohumeral

Se le pide al paciente que abduzca el hombro derecho y se observa el movimiento. Los primeros 30° de movimiento provienen puramente de la articulación glenohumeral; pasados esos 30°, la escápula empieza a rotar. La ratio suele ser de 2:1, es decir, por cada 2 grados de movimiento de la articulación glenohumeral, hay 1 grado de rotación escapular. Por ejemplo, en una abducción de 90°, 60° habrían sido realizados por la articulación glenohumeral y 30° son resultado de la rotación escapular.

En la figura 7.3 se muestra un ritmo escapulohumeral normal, mientras que en la figura 7.4 aparece un patrón de ritmo escapulohumeral de movimiento "inverso", ya que el "trapecio superior" de la derecha se ve hiperactivo y está ayudando al movimiento de abducción del hombro. Este ritmo alterado puede verse muy claramente en los casos de capsulitis adhesiva u hombro congelado.

Este arco de movimiento limitado se debe al movimiento restringido de la articulación glenohumeral, que puede estar causado por la capsulitis adhesiva; la escápula será la articulación de compensación, y eso hará que se eleve y rote excesivamente.

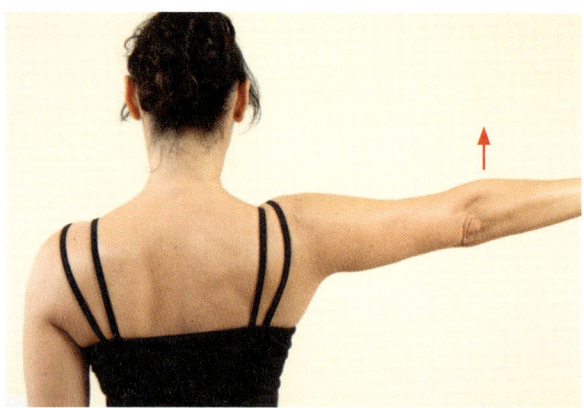 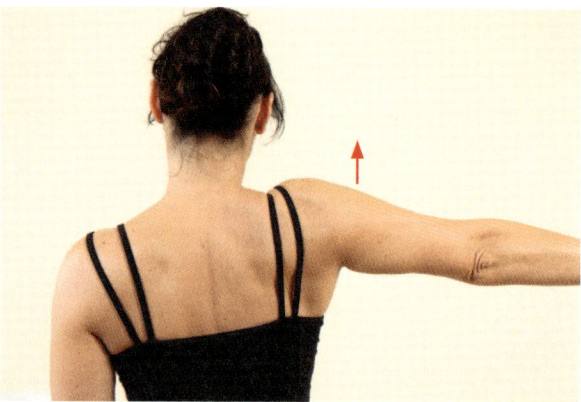

Figura 7.3. Abducción del brazo: ritmo escapulohumeral normal.

Figura 7.4. Abducción del brazo: ritmo escapulohumeral inverso.

Prueba del ritmo escapulohumeral con palpación

Para confirmar la activación o, posiblemente, la hiperactivación del trapecio superior durante el movimiento de abducción del hombro, el terapeuta puede colocar su mano izquierda sobre el trapecio derecho del paciente mientras éste realiza el movimiento (figura 7.5). El terapeuta nota cuándo se contrae el trapecio superior. Si la contracción se siente en los primeros 30 grados de abducción del hombro, el trapecio superior se podrá clasificar de hiperactivo.

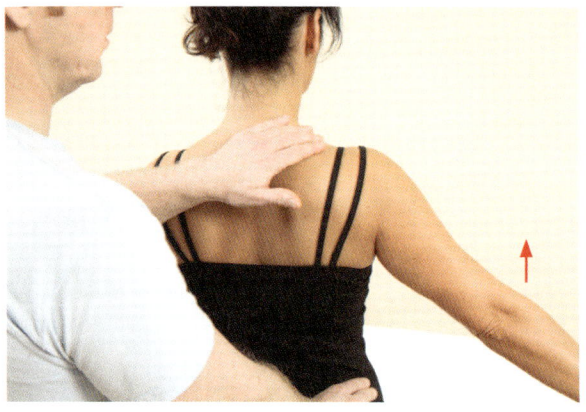

Figura 7.5. El paciente abduce su brazo derecho mientras el terapeuta palpa el trapecio superior para determinar si hay hiperactivación.

Evaluación del trapecio superior desde una posición en decúbito supino

El paciente debe adoptar una posición en decúbito supino con las rodillas dobladas, ya que esto ayuda a relajar la columna lumbar (figura 7.6). El terapeuta, sentado en la parte de la cabeza de la camilla, debe colocar su mano izquierda para poder acunar el hueso occipital del paciente, y su mano derecha sobre el hombro derecho de éste. Lentamente, el terapeuta debe girar pasivamente la cabeza del paciente hacia la izquierda mientras estabiliza el movimiento del hombro derecho. Cuando el terapeuta sienta el punto de resistencia del trapecio superior derecho, deberá medir. Un valor inferior a 45° debería clasificarse como corto.

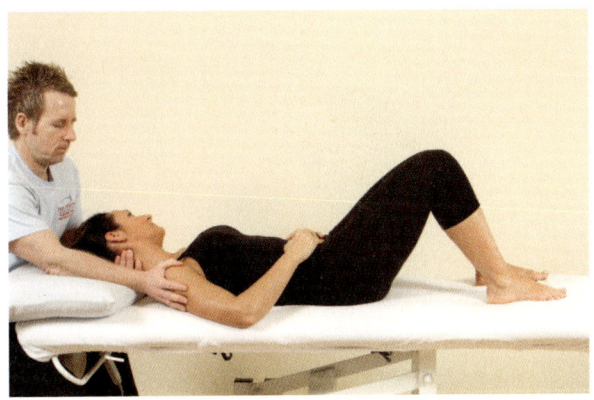

Figura 7.6. Evaluación del trapecio superior desde una posición en decúbito supino.

Tratamiento TEM del trapecio superior derecho

El terapeuta debe colocar el trapecio superior derecho en posición de resistencia y pedir al paciente que gire la columna cervical al lado derecho o que eleve el hombro derecho. Como alternativa, puede pedirse al paciente que realice ambas acciones al mismo tiempo contra resistencia ejercida por el terapeuta. Otra forma de comunicar la técnica es pedir al paciente que acerque la oreja al hombro, o el hombro a la oreja, contra resistencia, y que lo mantenga durante 10 segundos.

Tras los 10 segundos de contracción, pida al paciente que se relaje y que inspire, y, durante esta fase de relajación, lleve la columna cervical más allá, hacia la izquierda. Si al hacerlo el paciente siente incomodidad, puede deprimir más el hombro, ya que esto hará que el trapecio superior se alargue.

Si se desea aplicar una técnica de IR, el terapeuta debe tomar el control absoluto de la columna cervical y el hombro del paciente tal como se ha descrito anteriormente. Desde esta posición, pida al paciente que intente tocar su pantorrilla derecha con la mano derecha hasta que sienta el punto de resistencia. Este enfoque activará el trapecio inferior, ya que el paciente estará provocando la depresión de la cintura escapular derecha. Esto inducirá la inhibición del trapecio superior derecho, lo que permitirá un alargamiento seguro, ya que anulará la activación de los husos musculares.

El trapecio superior tiene tres componentes fibrosos: anterior, medial y posterior. Si ha detectado que ciertas fibras están tensas, una simple rotación de la columna cervical debería discriminar estas fibras específicas. En la figura 7.7 se muestra la columna cervical del paciente en media rotación hacia la izquierda; el objetivo son las fibras medias del trapecio superior. Si lleva la columna cervical a una rotación completa, estará actuando sobre las fibras posteriores, como se puede ver en la figura 7.8. Si la columna cervical no se rota en absoluto, el objetivo serían las fibras anteriores.

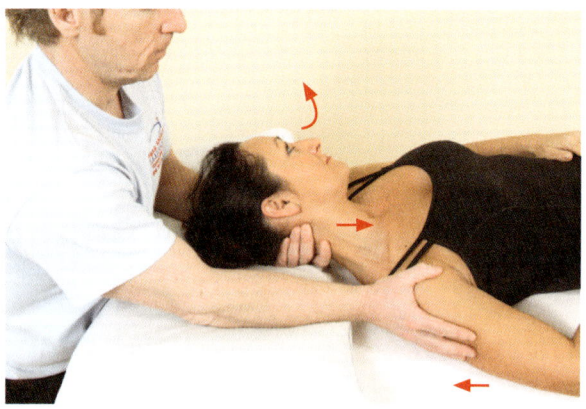 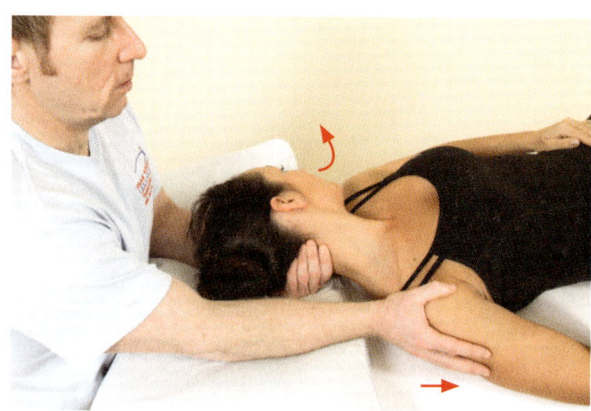

Figura 7.7. Se ha pedido al paciente que gire la cabeza a la derecha o que eleve el hombro derecho, o ambas cosas. La media rotación de la columna cervical enfatiza las fibras medias del trapecio.

Figura 7.8. El terapeuta alarga el trapecio derecho aplicando presión caudal. La rotación completa de la columna cervical enfatiza las fibras posteriores.

En la figura 7.9 se muestra una posición alternativa de la mano para el tratamiento del trapecio superior. Como se puede ver en las figuras 7.7 y 7.8, el terapeuta utiliza un tipo de sujeción parecido al que se adopta para mecer, con la mano izquierda; sin embargo, en la figura 7.9, se muestra un contacto manual diferente de la mano izquierda del terapeuta. Algunos pacientes encuentran esta posición más cómoda.

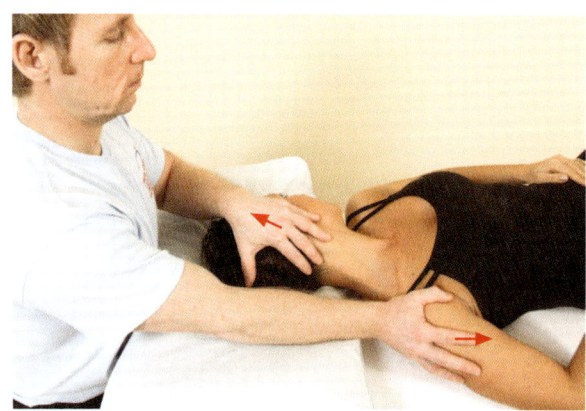

Figura 7.9. Una posición alternativa de la mano para el tratamiento del trapecio superior.

AVISO. El trapecio superior suele desarrollar puntos reflexógenos que pueden ser responsables de los dolores de cabeza.

NOTAS

Elevador de la escápula

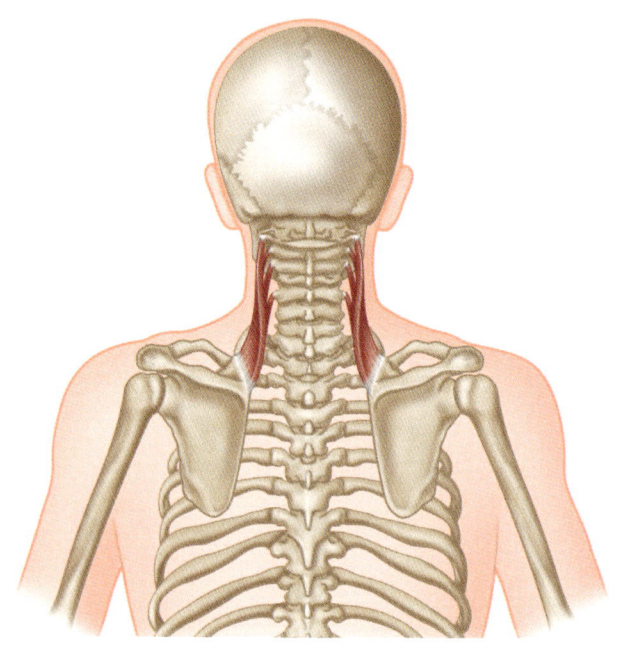

Origen

Apófisis transversas de las tres o cuatro primeras vértebras cervicales (C1-C4).

Inserción

Borde superior medial (vertebral) de la escápula (es decir, la parte que hay por encima de la espina de la escápula).

Acción

Eleva la escápula. Ayuda a retraer la escápula. Ayuda a girar el cuello lateralmente.

Inervación

Nervio escapular dorsal (C4, C5) y nervios cervicales (C3, C4).

Evaluación del elevador de la escápula

Esta prueba para el elevador de la escápula es muy parecida a la prueba del trapecio superior. De igual forma, los músculos mencionados tienen una acción similar, es decir, ambos pueden elevar la cintura escapular y girar la columna cervical. Una de las diferencias entre ellos es que el trapecio superior ayuda a la rotación hacia arriba de la escápula, mientras que el elevador de la escápula ayuda a rotar hacia abajo la escápula.

Un método para poner a prueba el elevador de la escápula es desde la posición de sentado, como se muestra en la figura 7.10. El terapeuta debe ayudar suavemente al movimiento de la cabeza y controlar la columna cervical en la rotación a la derecha de 30°. Una vez que la columna cervical está en posición de rotación, el terapeuta debe incentivar la flexión cervical e intentar aproximar el mentón del cliente al pecho. La mano derecha del terapeuta debe evitar que la escápula se eleve. Cuando el terapeuta sienta el punto de resistencia, medirá el arco de movimiento. Si el mentón puede llegar al pecho sin resistencia, el elevador de la escápula puede clasificarse como normal.

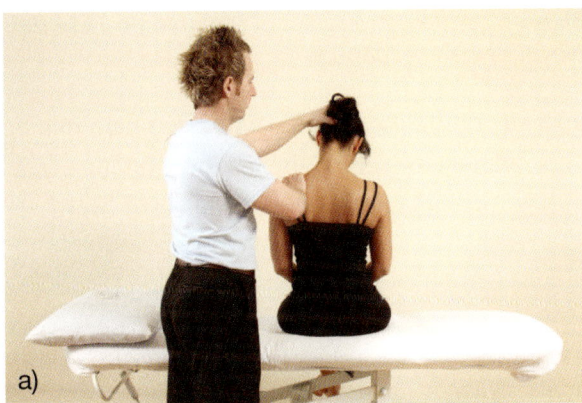 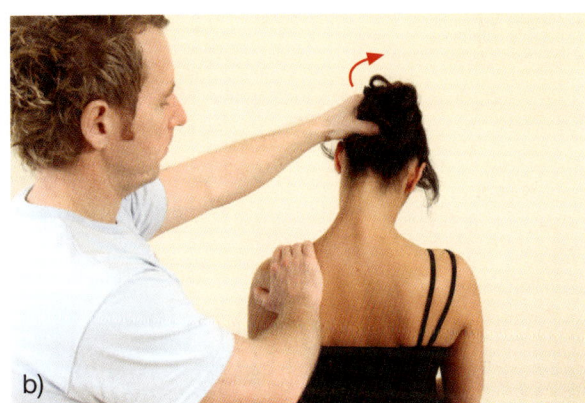

Figura 7.10. (a) Posición de las manos para la evaluación del elevador de la escápula izquierdo. (b) Vista en primer plano de la posición de las manos, con el terapeuta estabilizando el hombro.

Tratamiento TEM del elevador de la escápula

Para este tratamiento, el paciente debe colocarse en decúbito supino. El terapeuta, mientras proporciona apoyo, debe guiar la cabeza del paciente a un lado, seguido de la flexión. Si se siente resistencia antes de que el mentón toque el pecho, esto indica un acortamiento relativo del elevador de la escápula.

Algunos terapeutas consideran más adecuado tratar el elevador de la escápula desde la posición de prueba en vez de colocar al paciente en otra posición. Es una cuestión de preferencia, pero, en mi opinión, por lo general resulta más cómodo tratar el elevador de la escápula desde la posición en decúbito supino. Sin embargo, en ocasiones, el paciente no puede colocarse en esta posición porque eso le produce incomodidad, ya que siente dolor en la columna cervical. En este caso, la posición en sedestación sería más adecuada para un tratamiento TEM.

Aquí tiene una descripción del tratamiento TEM del elevador de la escápula desde la posición en decúbito supino. La colocación de la mano es parecida a la utilizada para el tratamiento del trapecio superior; la única diferencia es que la columna cervical del paciente debe sujetarse más en flexión para llegar al punto de resistencia. Para conseguirlo, el terapeuta debe ponerse en pie en vez de quedarse sentado (figura 7.11). Es preferible permanecer de pie, ya que la cabeza es demasiado pesada como para controlarla estando sentado utilizando únicamente los brazos.

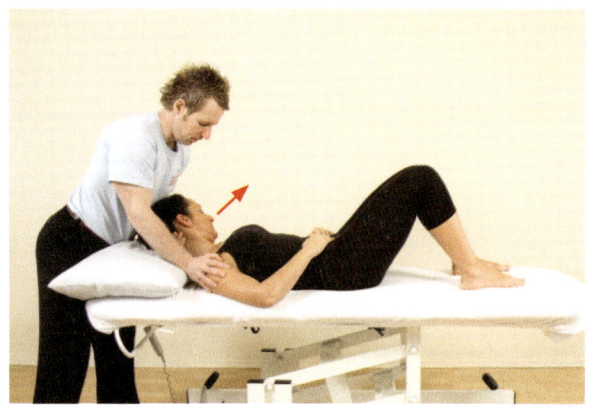

Figura 7.11. Posición para el tratamiento TEM del elevador de la escápula.

Desde el punto de resistencia, pida al paciente que lleve su columna cervical a extensión para iniciar la contracción del elevador de la escápula. Tras el tiempo adecuado y en relajación, la columna cervical del paciente debe flexionarse aún más, con un movimiento rotacional adicional hacia la izquierda (figura 7.12).

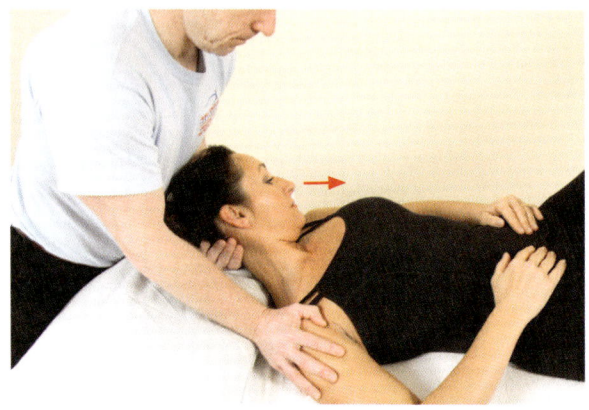

Figura 7.12. La columna cervical se flexiona aún más para alargar el elevador de la escápula derecho. El mentón se lleva hacia el pecho, con el terapeuta estabilizando la escápula derecha.

AVISO. El elevador de la escápula funciona en contracción excéntrica cuando la posición cervical se sostiene en una postura con la cabeza hacia delante; esto indica que el músculo está en una posición alargada, pero todavía en estado contraído. Es posible que el paciente experimente dolor en la inserción del elevador de la escápula, en el ángulo superior de la escápula. Si es así, una TEM para alargar una estructura ya alargada no sería una opción adecuada.

NOTAS

Esternocleidomastoideo (ECM)

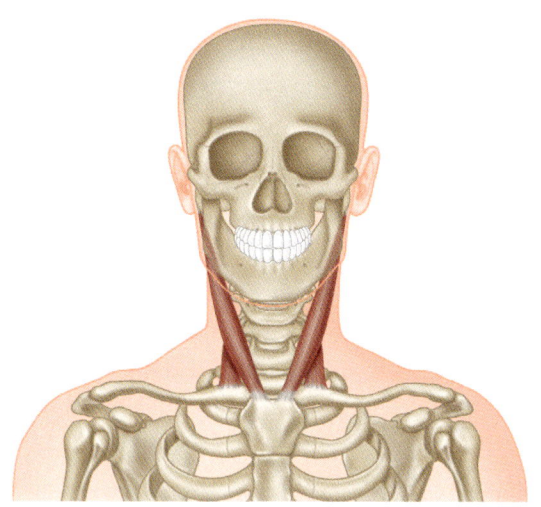

Origen
Cabeza esternal. Superficie anterior del esternón superior.
Cabeza clavicular. Tercio medial de la clavícula

Inserción
Apófisis mastoides del hueso temporal (prominencia ósea justo detrás de la oreja).

Acción
Contracción de ambos lados juntos. Flexiona el cuello (lleva la cabeza hacia delante). Eleva el esternón y, en consecuencia, las costillas durante las inhalaciones profundas.
Contracción de un lado. Inclina la cabeza hacia el mismo lado. Rota la cabeza para enfrentar el lado opuesto (y también hacia arriba mientras lo hace).

Inervación
Nervio accesorio (XI), con suministro sensorial para la propiocepción desde los nervios cervicales (C2, C3).

Evaluación del esternocleidomastoideo

El paciente debe colocarse en decúbito supino, con las rodillas dobladas y los brazos colocados a los lados. A continuación, deberá realizar un abdominal desde la posición en decúbito supino. El terapeuta debe observar la posición del mentón y la frente mientras el paciente realiza el abdominal. En la figura 7.13 se muestra un ECM normal, como indica el hecho de que la frente encabece el ejercicio abdominal. Aquí, el paciente tiene la capacidad de mantener el mentón hacia dentro al flexionar el tronco.

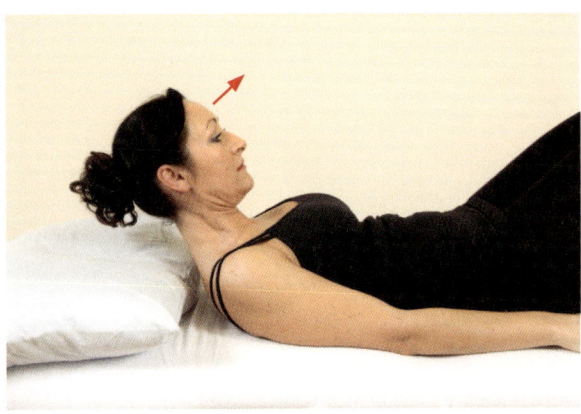

Figura 7.13. La frente encabeza el movimiento: ECM normal.

Si al intentar hacer el abdominal saca el mentón, es decir, si el mentón encabeza el movimiento, el ECM se clasifica como corto (figura 7.14).

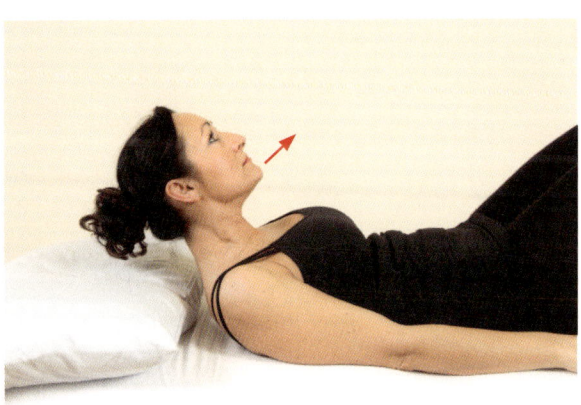

Figura 7.14. El mentón encabeza el movimiento: ECM acortado.

Tratamiento TEM del esternocleidomastoideo derecho

Se le pide al paciente que se coloque en decúbito supino, con las rodillas dobladas. El terapeuta, tras colocar una almohada entre los omóplatos del paciente, debe rotar suavemente la columna cervical de éste totalmente hacia la izquierda (figura 7.15).

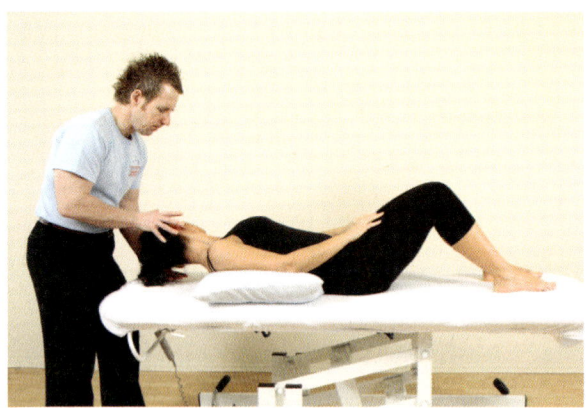

Figura 7.15. Tratamiento TEM del esternocleidomastoideo derecho.

Se le pide al paciente que mantenga la posición durante 10 segundos. En la figura 7.16 se puede ver que el paciente mantiene la cabeza por sí solo, sin que el terapeuta tenga que hacer nada.

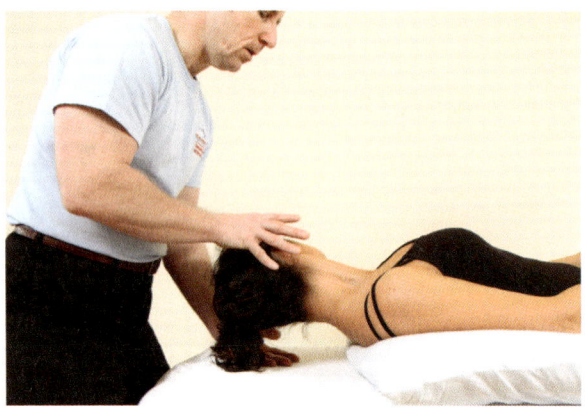

Figura 7.16. El terapeuta no tiene contacto con la cabeza del paciente, ya que éste está contrayendo isométricamente su ECM derecho.

Una vez que el paciente ha contraído isométricamente el ECM manteniendo la cabeza en posición rotada durante 10 segundos, el terapeuta debe controlar la posición de la cabeza, bajándola lentamente a la camilla (figura 7.17a). En algunos casos, esto ya habrá empezado a alargar el ECM.

Para conseguir un alargamiento efectivo del ECM derecho, el terapeuta debe colocar su mano derecha en el hueso temporal del paciente y su mano izquierda en el esternón de este (en las mujeres, la mano de la paciente debe colocarse en su esternón y la mano del terapeuta sobre ella). Se le pide al paciente que inspire y, una vez relajado, el terapeuta debe incentivar la presión caudal en su mano izquierda mientras su mano derecha estabiliza la cabeza (figura 7.17b).

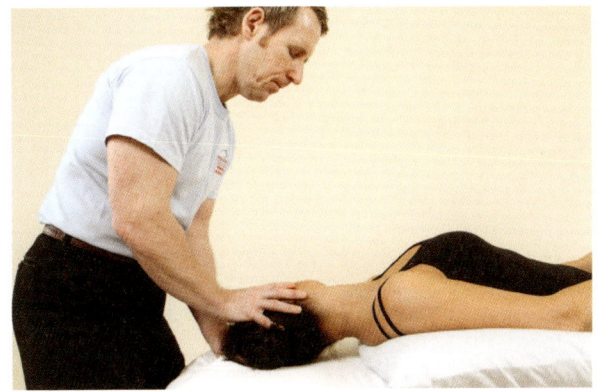 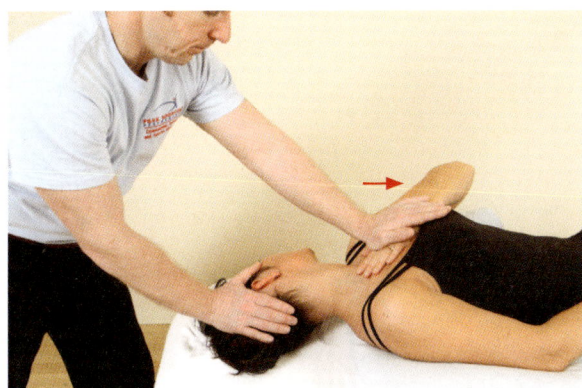

Figura 7.17. (a) El terapeuta controla el proceso de bajada de la cabeza del paciente a la camilla. (a) y (b) Se aplica presión en dirección caudal con la mano izquierda mientras la mano derecha estabiliza la cabeza.

AVISO. La contracción bilateral del ECM parecerá una postura de cabeza hacia delante. La contracción unilateral del ECM puede provocar tortícolis como resultado de haber flexionado y rotado la columna cervical lejos del lado de la contractura.

Escalenos

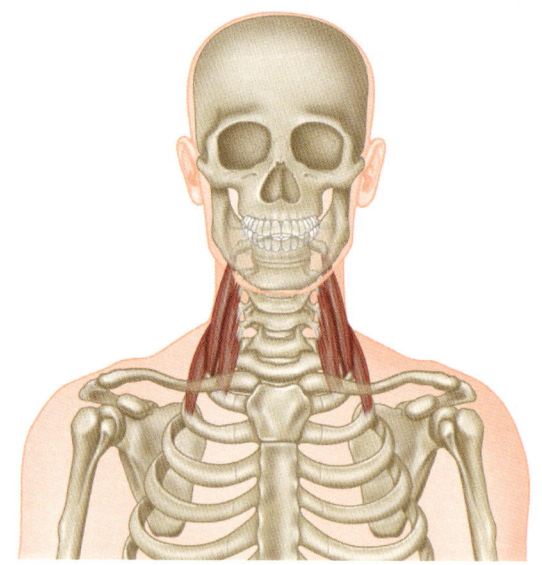

Origen

Apófisis transversas de las vértebras cervicales.

Inserción

Anterior y media. Primera costilla.
Posterior. Segunda costilla.

Acción

Acción conjunta. Flexionan el cuello. Elevan la primera costilla durante una fuerte inhalación.
Individualmente. Flexionan lateralmente y rotan el cuello.

Inervación

Ramas ventrales de los nervios cervicales (C3-C8).

Evaluación de los escalenos

Para evaluar el grado de acortamiento de los escalenos, hay que tener muy presente la posición de la columna cervical y su relación con las arterias vertebrales.

Nota importante. **La prueba que estoy a punto de describir coloca la columna cervical en una posición extendida y rotada. Cuando realice esta prueba, si percibe algo extraño en cuanto al movimiento de los ojos de su paciente o si el paciente se siente raro o, incluso, se desmaya, pare la prueba inmediatamente, ya que es posible que la arteria vertebral esté comprometida. Si la prueba indica un resultado positivo en cuanto a la compresión de la arteria vertebral, debe evitar colocar la columna cervical en una posición extendida y rotada. Una forma más segura de tratar la columna cervical utilizando las TEM sería desde una posición más flexionada. Si sigue sin estar seguro, pida consejo a un médico cualificado.**

Evaluación de los escalenos derechos

El paciente debe colocarse en decúbito supino, con las rodillas dobladas y la cabeza fuera de la camilla. El terapeuta debe controlar la posición de la cabeza y colocar la columna cervical del paciente en una posición extendida (figura 7.18) para después doblar la cabeza hacia la izquierda y luego rotarla a la derecha (figura 7.19).

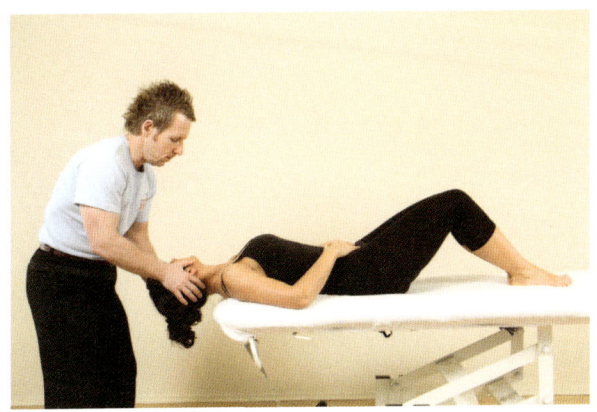

Figura 7.18. El terapeuta, controlando la posición de la cabeza, coloca con cuidado la columna cervical del paciente en posición extendida.

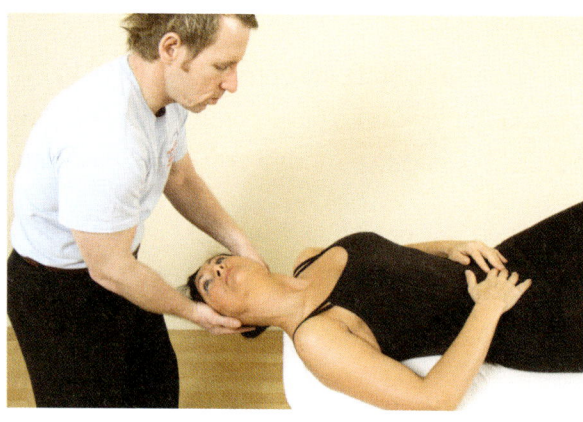

Figura 7.19. Desde la posición extendida, el terapeuta coloca con cuidado la columna cervical del paciente en inclinación lateral hacia la izquierda y rotación a la derecha.

Consulte la figura 7.19 para ver cómo evaluar la rigidez del escaleno derecho. Debería conseguir una rotación total de aproximadamente 80º. Si se alcanza el punto de resistencia antes de la rotación completa, los escalenos derechos se clasifican como tensos.

Otra forma de evaluar la tensión específica de los escalenos. El terapeuta debe sujetar la cabeza y llevar con cuidado la columna cervical a extensión, inclinación lateral a la derecha y, por último, rotación a la izquierda (para evaluar el lado izquierdo); o en extensión, inclinación lateral a la izquierda y, por último, rotación a la derecha (para evaluar el lado derecho). Una sensación de resistencia antes de la rotación completa (80º) indica hipertonicidad.

Prueba de observación para el acortamiento relativo del grupo muscular escaleno

Los escalenos son músculos accesorios para la inspiración. Para identificar el acortamiento relativo, el terapeuta puede observar el ciclo respiratorio con el paciente en decúbito supino (figura 7.20).

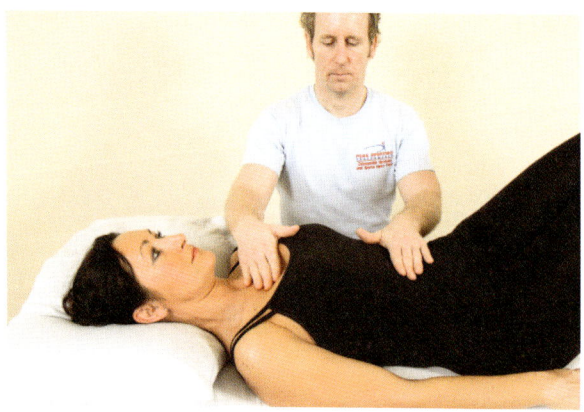

Figura 7.20. El paciente permanece tumbado en decúbito supino mientras el terapeuta observa el ciclo de la respiración.

El paciente debe inspirar y espirar normalmente mientras el terapeuta palpa levemente el esternón con su mano derecha y el área del diafragma con su mano izquierda. En la fase de inspiración, el terapeuta debe observar y sentir el movimiento. Si durante la inspiración la parte superior del pecho parece moverse antes que el diafragma, esto indica una posible disfunción e hiperactividad de los escalenos.

Tratamiento TEM de los escalenos derechos

El paciente debe colocarse en una posición muy parecida a la necesaria para el tratamiento del ECM. Tras poner una almohada bajo los omóplatos del paciente, el terapeuta debe controlar la columna cervical en rotación completa a la izquierda. (El ECM también podría verse influido durante el tratamiento de los escalenos.)

La mano derecha del terapeuta debe estar colocada sobre el hueso temporal derecho del paciente y la mano izquierda de este debe estar sobre su clavícula izquierda. El terapeuta debe colocar su mano izquierda sobre la mano izquierda del paciente.

Se le pide al paciente que inspire y el terapeuta ofrece resistencia al movimiento desde la caja torácica superior. El terapeuta estabiliza la posición de la cabeza del paciente mientras aplica presión en dirección caudal; esto influye en las fibras posteriores del escaleno (figura 7.21).

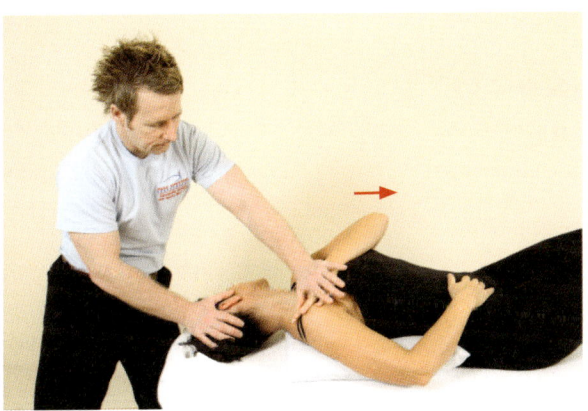

Figura 7.21. Tratamiento TEM de los escalenos derechos: fibras posteriores.

Una vez superado el tiempo durante el cual el paciente ha aguantado la contracción completa, en la exhalación relajante, el terapeuta debe aplicar presión caudal en la mano izquierda del paciente, lo que induce un alargamiento de los escalenos derechos (figura 7.22).

Nota. **Para conseguir un alargamiento de los escalenos, es importante que la presión ejercida por el terapeuta se aplique durante la exhalación, ya que esto también provoca una depresión de la caja torácica.**

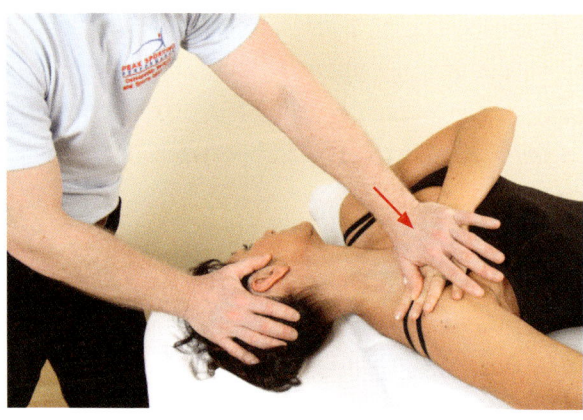

Figura 7.22. La presión se aplica lateral y caudalmente, con la mano derecha estabilizando la cabeza.

Si conoce los orígenes e inserciones anatómicas de los escalenos, sabrá que tienen tres grupos de fibras, al igual que el trapecio superior, como ya explicamos antes en este mismo capítulo.

Debido a las fijaciones anatómicas de los escalenos, es posible aplicar una técnica específica para influir en el alargamiento de las fibras individualmente. Si quiere conseguir el alargamiento de las fibras posteriores de los escalenos, puede utilizar la técnica que se muestra en la figura 7.21. La técnica para el alargamiento de las fibras medias se muestra en la figura 7.23.

La técnica TEM que se muestra en la figura 7.21, en la que el paciente tiene el cuello en rotación total, actuará sobre las fibras posteriores de los escalenos. Dado que la inserción de las fibras posteriores está en la segunda costilla, la posición de la mano debe ajustarse un poco. La mano debe colocarse sobre la segunda costilla, justo por debajo del centro de la clavícula.

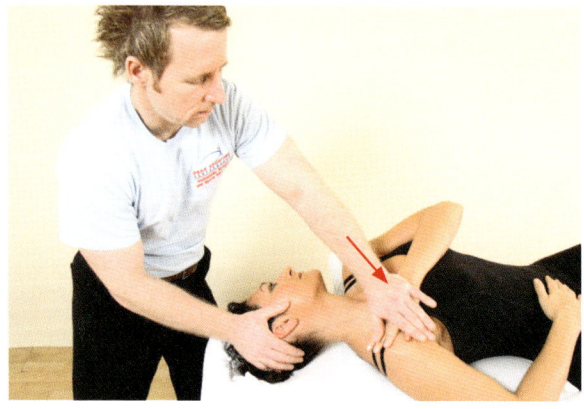

Figura 7.23. Se muestra una TEM para las fibras medias de los escalenos, en la que la columna cervical se rota a medio camino. Si siente que las fibras anteriores de los escalenos necesitan una TEM, se podría utilizar la misma técnica y posición, pero sin la rotación de la columna cervical.

AVISO. La hiperactividad de los escalenos anteriores (síndrome del escaleno anterior) puede degenerar en síndrome del estrecho torácico (SET). El paquete neurovascular viene de las vértebras C5-T1, conocido como plexo braquial, y pasa por las fibras de los escalenos anterior y medio para conectarse con la arteria subclavia. Este paquete sigue por debajo de la clavícula, por encima de la primera costilla y bajo el pectoral menor. Cualquier posible compresión del paquete neurovascular puede provocar dolor o sensaciones alteradas en brazo y mano.

NOTAS

Dorsal ancho

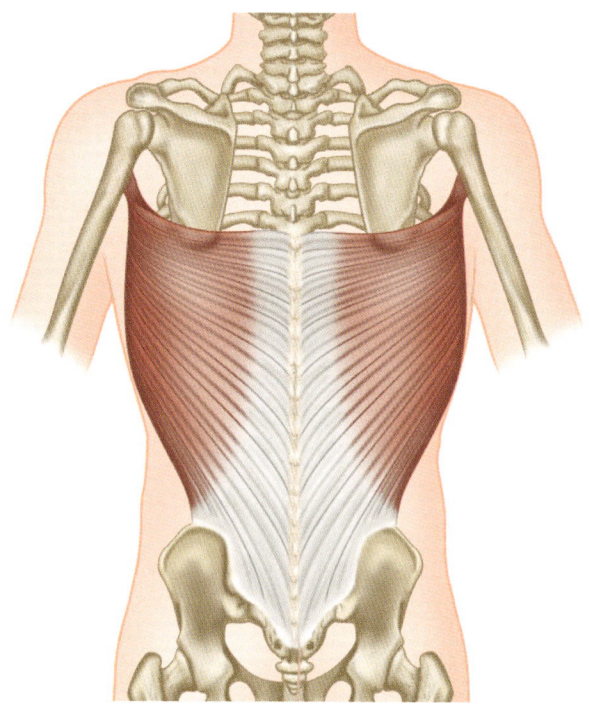

Origen
Una amplia lámina de tendón fijada a la apófisis espinosa de las seis vértebras torácicas inferiores, y todas las vértebras lumbares y sacras (T7-S5). Parte posterior de la cresta ilíaca. Las tres o cuatro costillas inferiores. Ángulo inferior de la escápula.

Inserción
Se retuerce para insertarse en el surco intertubercular (corredera bicipital) del húmero, justo por debajo de la articulación del hombro.

Acción
Extiende el brazo flexionado. Aduce y rota medialmente el húmero (es decir, lleva el brazo hacia atrás y hacia dentro, hacia el cuerpo).
Es uno de los principales músculos de la escalada, ya que tira de los hombros hacia abajo y hacia atrás, y tira del tronco hacia arriba, hacia los brazos fijos (por lo tanto, también se activa para nadar a crol).
Ayuda en la inspiración forzada levantando las costillas inferiores.

Inervación
Nervio toracodorsal (C6, C7, C8), desde el cordón posterior del plexo braquial.

Evaluación del dorsal ancho

Prueba de la elevación del brazo

Para evaluar el grado de rigidez del dorsal ancho, podemos realizar una maniobra conocida como prueba de la elevación del brazo. El terapeuta debe colocar lentamente los brazos del paciente sobre su cabeza e intentar sentir si hay algún punto de resistencia y si el brazo quiere aducirse (figura 7.24).

Como se puede ver en la figura 7.25, el brazo derecho del paciente se mantiene en aducción en comparación con el lado izquierdo. También se puede ver que el codo derecho del paciente está flexionado; así mismo, esto indica una rigidez en el dorsal ancho derecho.

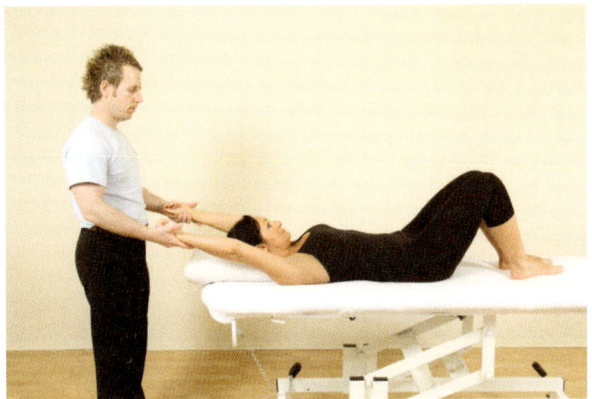

Figura 7.24. Prueba de la elevación del brazo.

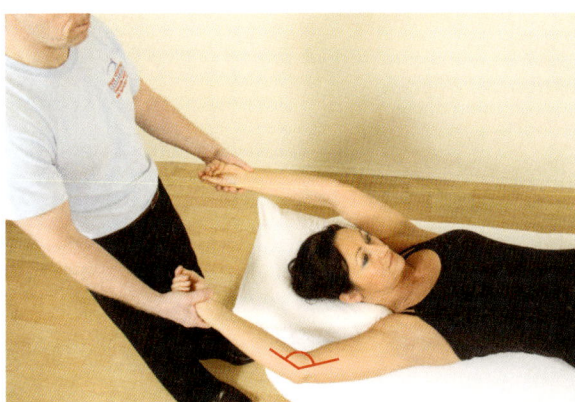

Figura 7.25. Rigidez del dorsal ancho derecho.

Evaluación alternativa del dorsal ancho

El terapeuta debe colocar el brazo derecho del paciente en abducción y, mientras lo hace, buscar puntos de resistencia en el dorsal ancho. Para confirmar cualquier posible rigidez, debe permitirse que el brazo se aduzca levemente lejos de la línea media.

Desde esta posición aducida del brazo, el terapeuta debe intentar enderezar el codo (figura 7.26). Si el dorsal ancho está tenso, el brazo volverá a la posición original de aducción, confirmando así que el músculo mantiene una posición acortada (figura 7.27).

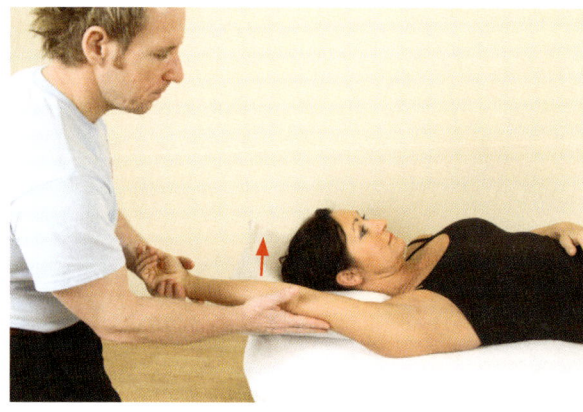

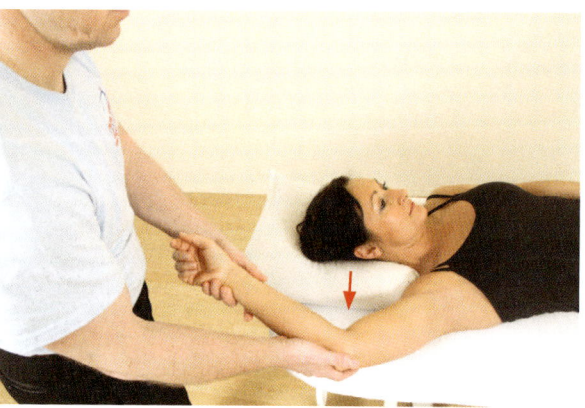

Figura 7.26. El terapeuta aplica presión para enderezar el codo.

Figura 7.27. El brazo del paciente se desvía lateralmente debido al acortamiento del dorsal ancho derecho.

Tratamiento TEM del dorsal ancho

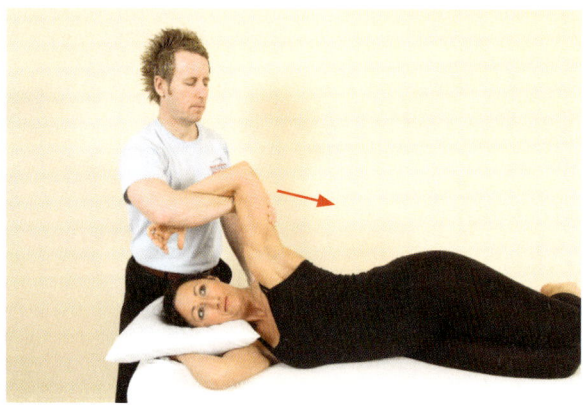

Figura 7.28. El paciente tira de su brazo izquierdo hacia la columna lumbar.

El paciente debe tumbarse sobre su costado derecho y el terapeuta debe pasar su mano derecha por el brazo izquierdo del paciente. Se le pide al paciente que aduzca su brazo izquierdo hacia la columna lumbar (figura 7.28). Tras 10 segundos, ya en la fase de relajación, el terapeuta debe aplicar presión en la cresta ilíaca izquierda del paciente, como se muestra en la figura 7.29.

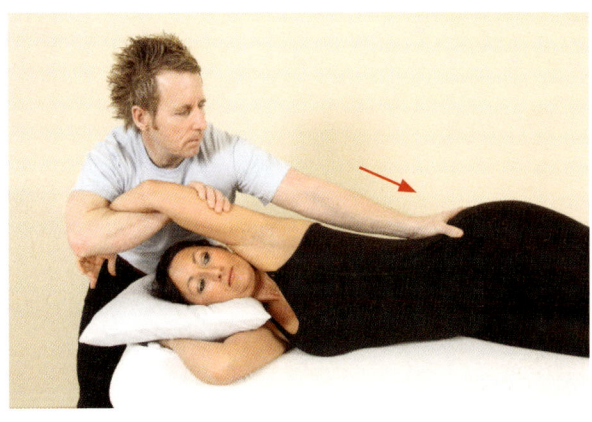

Figura 7.29. Se aplica presión en la dirección que indica la flecha para alargar el dorsal ancho izquierdo. La mano izquierda del terapeuta estabiliza la cresta ilíaca.

Con la mano izquierda, el terapeuta aplica presión en la cresta ilíaca izquierda del paciente. Tras la contracción, el terapeuta debe abducir aún más el brazo del paciente; esto alargará el acortado dorsal ancho del lado izquierdo.

Nota. **Si existe una patología subyacente en el hombro —como luxación acromioclavicular, síndromes de atrapamiento o capsulitis adhesiva—, la técnica no puede aplicarse desde esta posición, ya que por lo general empeora la lesión existente.**

AVISO. La hiperactividad del dorsal ancho, con su consiguiente acortamiento, puede provocar el debilitamiento del glúteo mayor en el lado contralateral debido a la relación del sistema estabilizador oblicuo posterior a través de la fascia toracolumbar.

Pectoral mayor

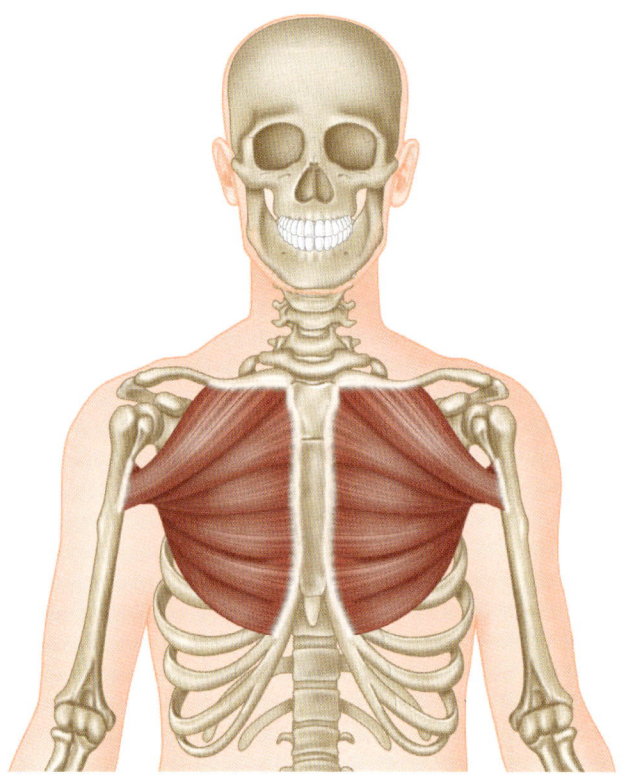

Origen
Cabeza clavicular. Mitad medial o dos tercios de la parte frontal de la clavícula.

Porción esternocostal. Esternón y los seis cartílagos costales superiores adyacentes.

Inserción
Diáfisis superior del húmero.

Acción
Aduce y rota medialmente el húmero.

Porción clavicular. Flexiona y rota medialmente la articulación del hombro y aduce horizontalmente el húmero hacia el hombro opuesto.

Porción esternocostal. Aduce oblicuamente el húmero hacia la cadera opuesta.

Es uno de los músculos principales para la escalada, ya que tira del cuerpo hacia arriba, hacia el brazo fijo.

Inervación
Fibras superiores. Nervio pectoral lateral (C5, C6, C7).

Fibras inferiores. Nervios pectorales lateral y medial (C6, C7, C8, T1).

Evaluación del pectoral mayor

Prueba de la elevación del brazo

Esta prueba es similar a la descrita para la evaluación del dorsal ancho, pero con una posición diferente de los brazos del paciente. El terapeuta debe sujetar los brazos del paciente en una posición totalmente flexionada, para a continuación bajarlos lentamente hacia la camilla. Si los brazos no pueden tocar la camilla al bajarlos, se asume un acortamiento del pectoral mayor.

En la figura 7.30 se muestra la prueba e indica que los lados derecho e izquierdo parecen estar tensos, ya que ninguno de los brazos toca la camilla. Si mira con más atención, verá que el brazo izquierdo del paciente está más alto que el lado derecho, lo que indica que el lado izquierdo es la estructura más rígida. Sin embargo, también debería percibir que el lado derecho también está tenso.

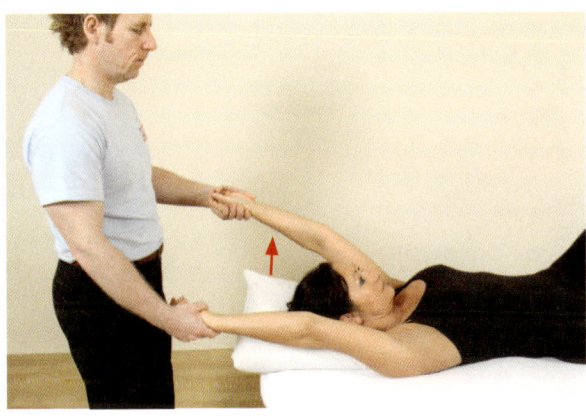

Figura 7.30. Se observa que el brazo izquierdo, en comparación con el derecho, se halla en una posición más alta.

Tratamiento TEM del pectoral mayor

En la figura 7.31 el terapeuta muestra la palpación de las fibras esternales del pectoral mayor derecho del paciente; está palpando el músculo para buscar el punto de resistencia antes de aplicar la TEM. El brazo se está apartando del cuerpo en el plano escapular para inducir un alargamiento del pectoral mayor.

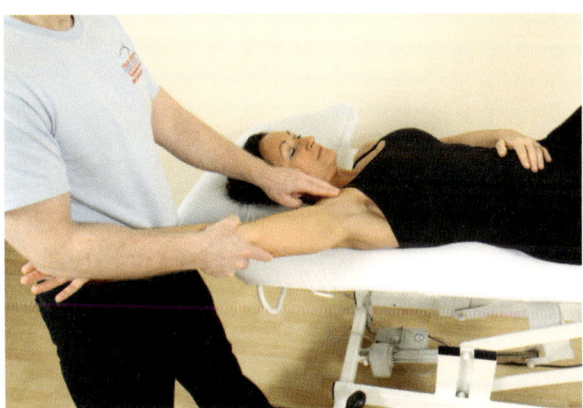

Figura 7.31. El terapeuta palpa en busca del punto de resistencia.

Desde el punto de resistencia, se le pide al paciente que cruce el brazo sobre el cuerpo (flexión horizontal) para inducir una contracción del pectoral mayor derecho.

Una vez mantenida la contracción durante 10 segundos, se le pide a la paciente (en este caso es mujer) que coloque su mano en su pectoral mayor y el terapeuta pone su mano sobre la de ella. Entonces, el terapeuta controla el brazo derecho de la paciente y aleja todavía más el hombro en el plano escapular. Esto inducirá un alargamiento de las fibras esternales del pectoral mayor (figura 7.32). En la figura 7.33 se muestra una forma alternativa de alargar el pectoral mayor en pacientes masculinos, en la que el terapeuta aplica presión directamente sobre el músculo pectoral.

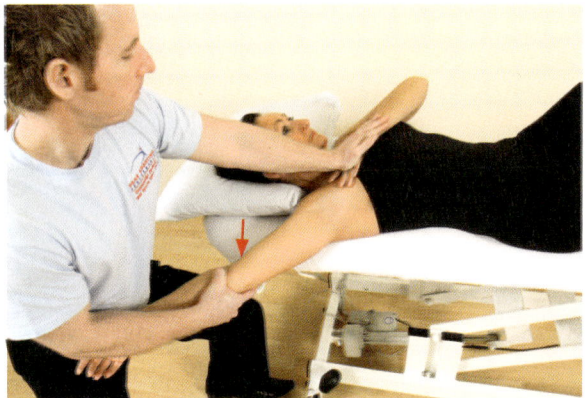

Figura 7.32. El terapeuta utiliza su brazo estabilizador sobre el brazo de la paciente. Se aplica presión en la dirección de la flecha izquierda para alargar el pectoral mayor derecho.

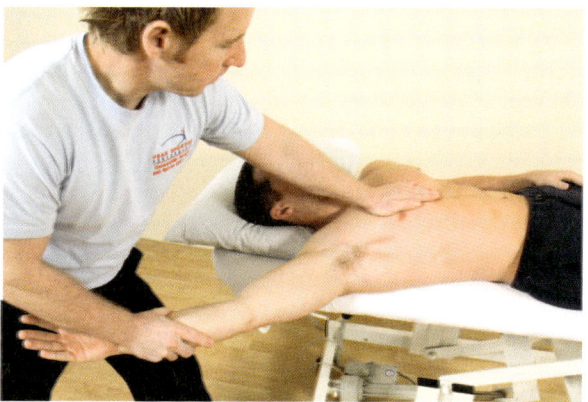

Figura 7.33. Técnica alternativa para pacientes masculinos.

La técnica siguiente se utiliza para alargar las fibras claviculares del pectoral mayor derecho. La diferencia en esta aplicación respecto a la descrita anteriormente es simplemente la posición del brazo del paciente (figura 7.34).

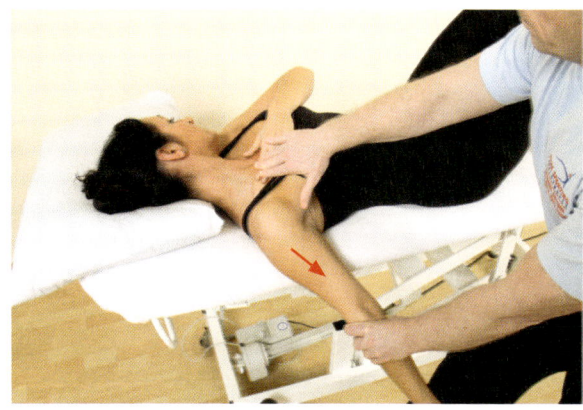

Figura 7.34. Elongación de las fibras claviculares del pectoral mayor. El terapeuta aplica presión en la dirección de la flecha.

Con cuidado, el terapeuta separa el brazo del paciente de la línea media para inducir un punto de resistencia de las fibras claviculares del pectoral mayor derecho. Desde el punto de resistencia, se le pide al paciente que levante el brazo contra resistencia aplicada por el terapeuta. Tras una contracción de 10 segundos, las fibras claviculares se llevan a su nuevo punto de resistencia.

> *AVISO. La protracción de la escápula al acortarse el pectoral menor provocará una rotación medial de la fosa glenoide; esto colocará el pectoral mayor en una posición acortada.*

NOTAS

Pectoral menor y músculos coracoides (bíceps braquial y coracobraquial)

Pectoral menor

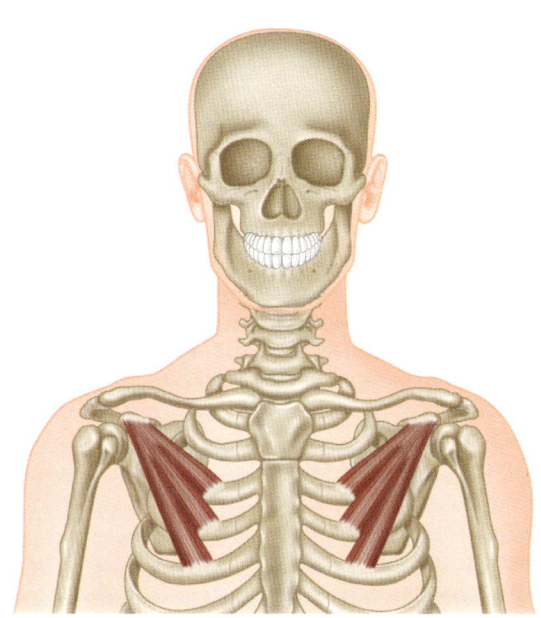

Origen
Superficies exteriores de la tercera, cuarta y quinta costillas, y fascias de los espacios intercostales correspondientes.

Inserción
Apófisis coracoides de la escápula.

Acción
Tira de la escápula hacia delante y hacia abajo. Levanta las costillas durante las inspiraciones profundas (es decir, es un músculo accesorio para la inspiración si la escápula está estabilizada por los romboides y el trapecio).

Inervación
Nervio pectoral medial con fibras desde una rama comunicante del nervio pectoral lateral (C6, C7, C8, T1).

Bíceps braquial

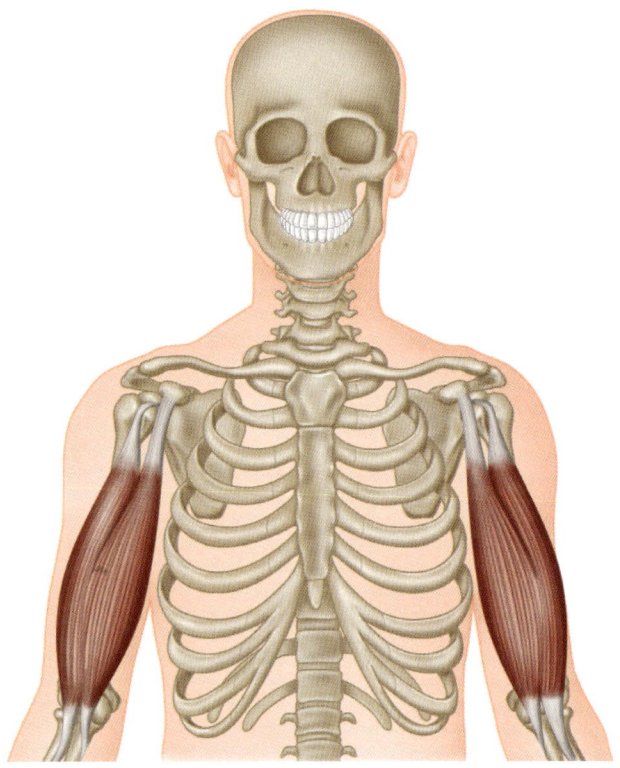

Origen
Cabeza corta. Punta de la apófisis coracoides de la escápula.
Cabeza larga. Tubérculo supraglenoideo de la escápula (área justamente por encima de la cavidad de la articulación del hombro).

Inserción
Tuberosidad del radio (en la cara medial de la parte superior de la diáfisis del radio). Fascia profunda (tejido conectivo) de la cara medial del antebrazo.

Acción
Flexiona la articulación del codo. Coloca el antebrazo en supinación. (Se ha descrito como el músculo que introduce el sacacorchos y tira del corcho.) Flexiona levemente el brazo en la articulación del hombro.

Inervación
Nervio musculocutáneo (C5, C6).

Coracobraquial

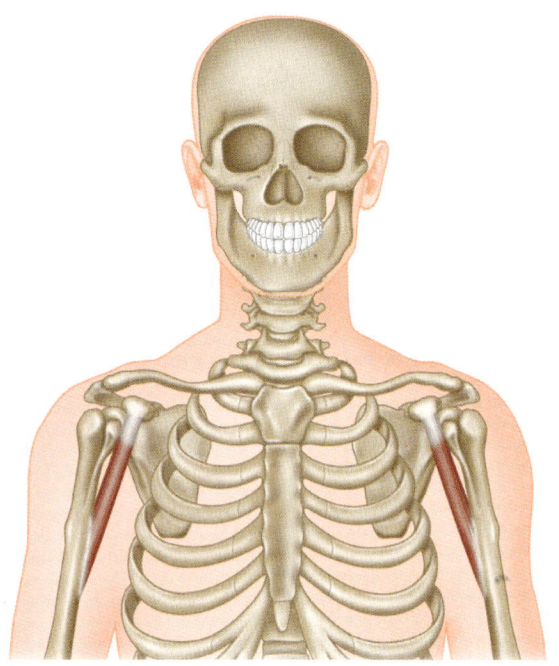

Origen
Punta de la apófisis coracoides de la escápula.

Inserción
Cara medial del húmero en la parte media de la diáfisis.

Acción
Aduce levemente la articulación del hombro. Posiblemente ayuda en la flexión de la articulación del hombro (pero no se ha demostrado). Ayuda a estabilizar el húmero.

Inervación
Nervio musculocutáneo (C6, C7).

Evaluación observacional del pectoral menor

La prueba para establecer la longitud del pectoral menor se lleva a cabo mediante la observación (figura 7.35). El paciente debe colocarse en decúbito supino, y el terapeuta observará la posición de la cara anterior de la articulación glenohumeral. Si parece que un hombro es más anterior, debería sospecharse un pectoral menor acortado. (Cuando decimos que el hombro es anterior, la posición correcta es donde la escápula se encuentra protruida.)

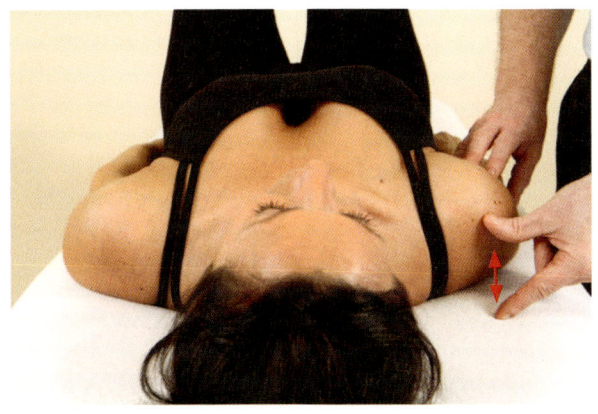

Figura 7.35. Evaluación de la posición de la cara anterior de la articulación glenohumeral. La flecha indica que la distancia es mayor en el lado derecho.

Músculos coracoides y diagnóstico diferencial

Aunque se pueda pensar que el acortamiento relativo del pectoral menor es responsable de la posición anterior del hombro, quizá no sea del todo correcto, ya que el coracobraquial y la cabeza corta del bíceps braquial también tienen fijaciones en la apófisis coracoides.

Para intentar establecer qué estructura es responsable de la rigidez percibida, el terapeuta debe controlar el codo derecho del paciente y flexionarlo lentamente (figura 7.36); si el hombro vuelve a su posición neutra, la cabeza corta del bíceps braquial es la estructura que se ha acortado.

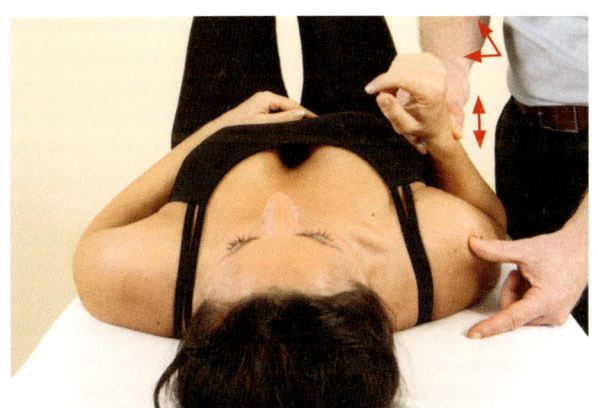

Figura 7.36. Evaluación de la cabeza corta del bíceps braquial. El codo se flexiona pasivamente y se observa la distancia. Si cambia, el bíceps braquial se ha acortado.

En la figura 7.37 se vuelve a ver al terapeuta meciendo el brazo derecho del paciente, pero esta vez flexionando lentamente el hombro. Si parece que el hombro vuelve a posición neutra, el coracobraquial es el músculo responsable de la posición anterior del hombro.

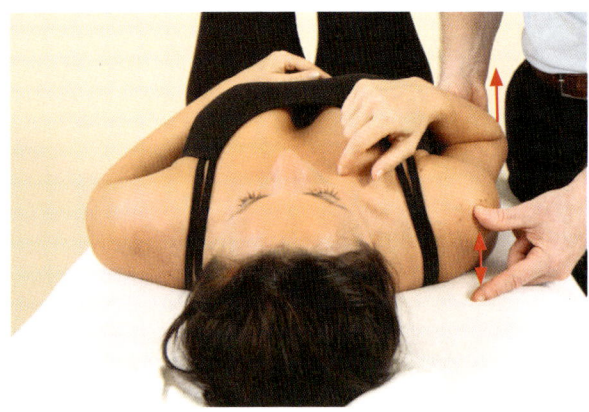

Figura 7.37. Evaluación del coracobraquial. El hombro se flexiona pasivamente y se observa la distancia. Si cambia, el coracobraquial está tenso.

Si ninguna de estas pruebas es positiva, se puede asumir que el músculo responsable de la posición del hombro es el pectoral menor.

Tratamiento TEM del pectoral menor

El paciente debe colocarse en decúbito supino y el terapeuta debe poner su mano izquierda bajo el omóplato derecho del paciente. A continuación, aquél debe controlar la cara anterior del hombro derecho del paciente. Se le pide a éste que prolongue la escápula derecha durante el tiempo adecuado (figura 7.38). Tras la contracción, el terapeuta debe incentivar la retracción de la escápula derecha; esto hará que se alargue el pectoral menor derecho.

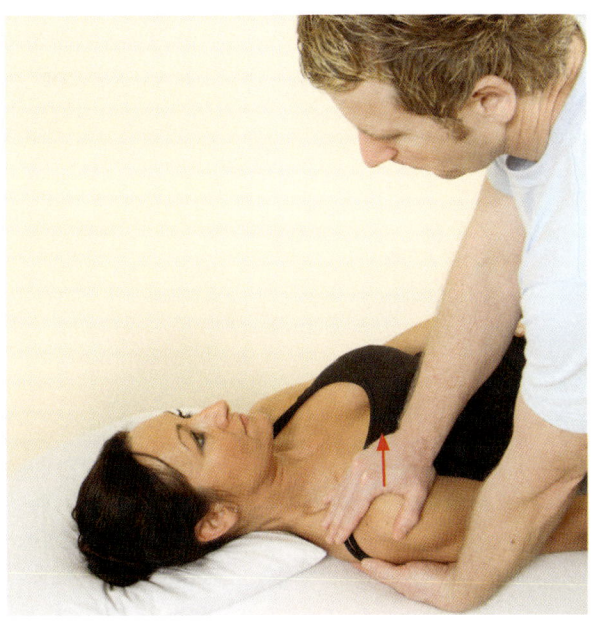

Figura 7.38. El paciente prolonga su escápula derecha; posición en decúbito supino.

Una TEM alternativa para el tratamiento del pectoral menor puede realizarse con el paciente tumbado sobre su costado, como se ve en la figura 7.39. El terapeuta mece la escápula derecha del paciente, como se muestra aquí. Se le pide al paciente que prolongue la escápula derecha contra resistencia aplicada por el terapeuta.

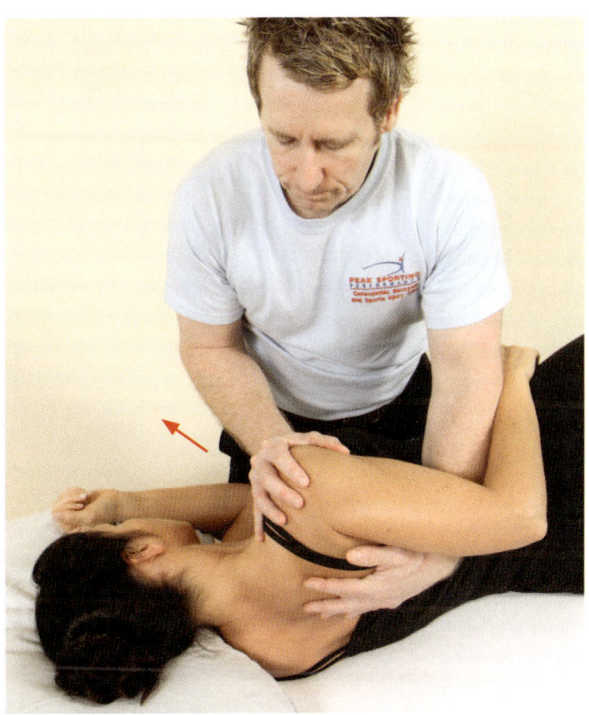

Figura 7.39. El paciente prolonga su escápula derecha; posición en decúbito lateral.

Tras la contracción de 10 segundos, el terapeuta debe incentivar suavemente la retracción de la escápula derecha (figura 7.40); esto hará que se alargue el pectoral menor derecho.

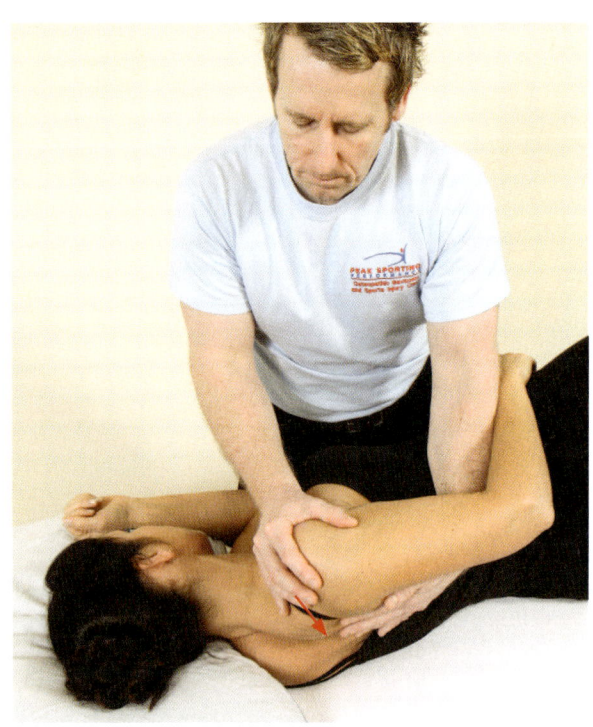

Figura 7.40. El terapeuta aplica un movimiento de retracción para incentivar el alargamiento del pectoral menor derecho.

AVISO. El paquete neurovascular que sale del estrecho torácico contiene el plexo y la arteria braquiales. Estas estructuras pasan por debajo del pectoral menor, así que cualquier hipertonicidad de este músculo puede provocar una neuritis braquial o un compromiso vascular en brazo/mano.

NOTAS

Subescapular

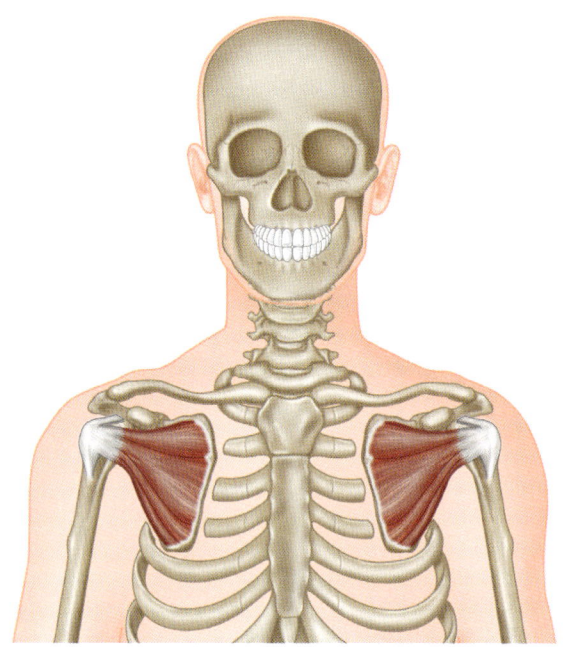

Origen
Fosa subescapular (superficie anterior de la escápula).

Inserción
Tubérculo menor en la parte superior del húmero. Cápsula de la articulación del hombro.

Acción
Como manguito de los rotadores, estabiliza la articulación del hombro; principalmente, evita que el deltoides, el bíceps braquial y la cabeza larga del tríceps braquial tiren de la cabeza del húmero hacia arriba. Rota medialmente el húmero.

Inervación
Nervios subescapulares superiores e inferiores (C5, C6, C7) desde el cordón posterior del plexo braquial.

Evaluación del subescapular

El terapeuta debe colocar el brazo del paciente en una abducción de 90° y el codo en una flexión de 90°; la evaluación en esta posición se conoce como la prueba 90/90. Desde esta posición, el terapeuta debe sostener el codo del paciente con la mano derecha y el antebrazo con la mano izquierda (figura 7.41).

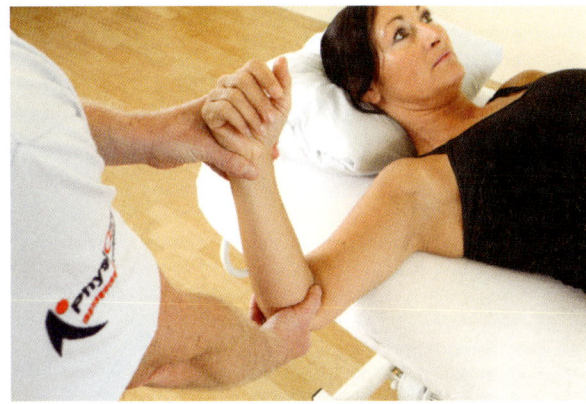

Figura 7.41. Evaluación del subescapular empezando en la posición 90/90.

A continuación, el terapeuta lleva el brazo del paciente a rotación externa hasta que siente el punto de resistencia. Para que el arco de movimiento del subescapular se considere normal, la rotación externa debe alcanzar los 90°, es decir, el antebrazo del paciente debe quedar paralelo a la camilla, como se puede ver en la figura 7.42a. Si hay un acortamiento del subescapular, el arco de movimiento será inferior a los 90°, como se puede ver en la figura 7.42b.

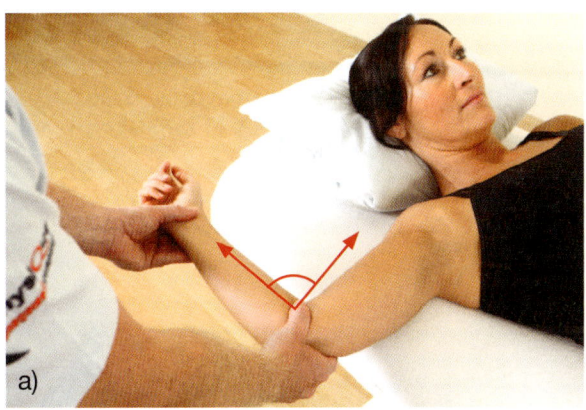
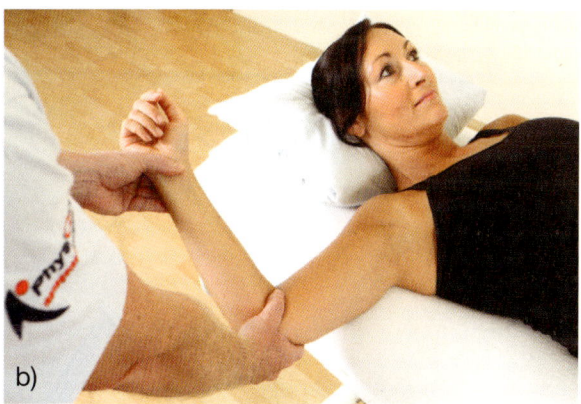

Figura 7.42. (a) El antebrazo del paciente debe quedar paralelo a la camilla. (b) El subescapular se mantiene en posición acortada, como lo demuestra el arco de movimiento limitado de la rotación externa.

Tratamiento TEM del subescapular por el método de la RPI

El terapeuta debe llevar el hombro del paciente a rotación externa hasta que sienta el punto de resistencia, como se muestra en la figura 7.43a. Desde este punto, el paciente debe contraer el subescapular rotando internamente el hombro (figura 7.43b). Tras 10 segundos, en la fase de relajación, el terapeuta debe aplicar tracción a la articulación del hombro (para evitar un posible pinzamiento) e incentivar lentamente una mayor rotación externa del mismo (figura 7.43c).

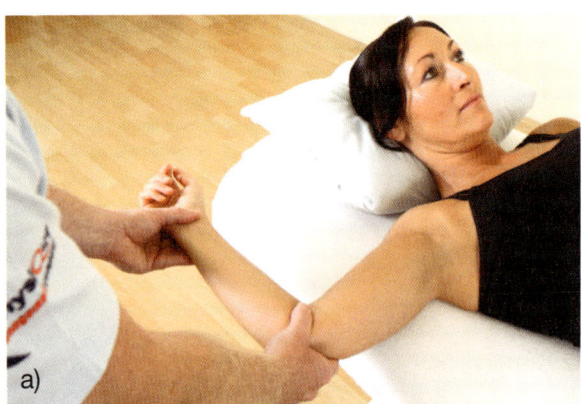 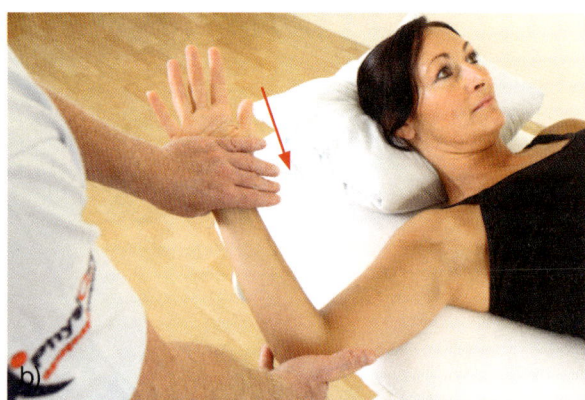

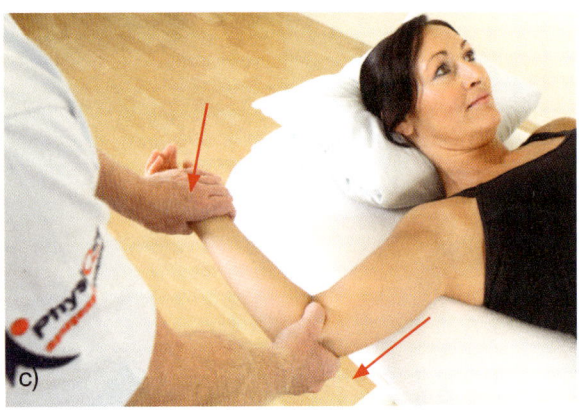

Figura 7.43. Tratamiento TEM del subescapular: método de la RPI. (a) Punto de resistencia del subescapular. (b) El paciente rota internamente el hombro para activar el subescapular. (c) Tras la contracción de este músculo, el terapeuta aplica tracción al húmero e incentiva una mayor rotación externa.

Método de la IR

Si el paciente se siente incómodo al activar el subescapular, el músculo antagonista infraespinoso puede activarse en su lugar. Desde el punto de resistencia (explicado anteriormente), el paciente debe resistirse a la rotación externa; esto contraerá el infraespinoso y permitirá que el subescapular se relaje gracias a la IR. En la fase de relajación, puede aplicarse un procedimiento para alargar el subescapular.

AVISO. El subescapular es uno de los músculos del manguito de los rotadores y es el principal rotador medial de la articulación glenohumeral. Una distensión subescapular puede provocar dolor referido en el área de la tuberosidad deltoidea.

NOTAS

Infraespinoso

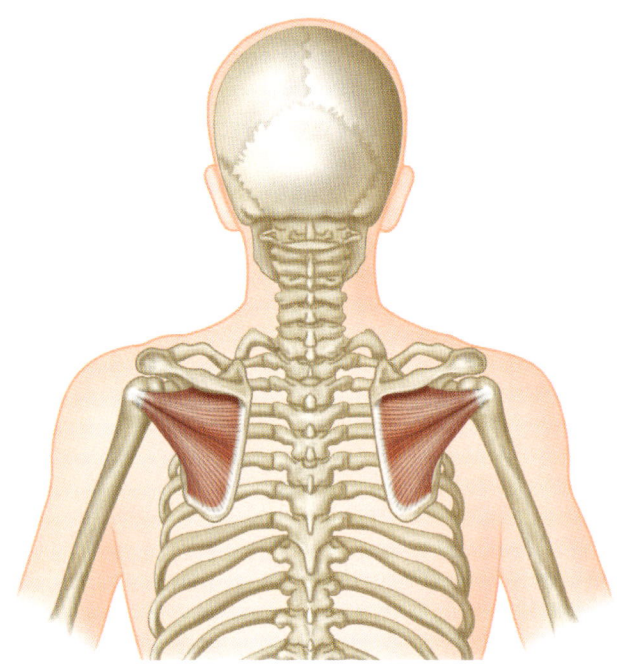

Origen
Los dos tercios medios de la superficie dorsal de la escápula, por debajo de la espina de la escápula.

Inserción
Tubérculo mayor en la parte superior del húmero. Cápsula de la articulación del hombro.

Acción
Como manguito de los rotadores, ayuda a prevenir la dislocación posterior de la articulación del hombro. Rota lateralmente el húmero.

Inervación
Nervio supraescapular (C4, C5, C6), desde el tronco superior del plexo braquial.

Evaluación del infraespinoso

Partiendo de la posición 90/90, el terapeuta lleva el brazo del paciente a rotación interna hasta que siente el punto de resistencia (figura 7.44a). Para que el arco de movimiento del infraespinoso se considere normal, la rotación interna debe alcanzar los 70°, como se puede ver en la figura 7.44b. Si el arco de movimiento es inferior a los 70°, el infraespinoso se clasifica como corto.

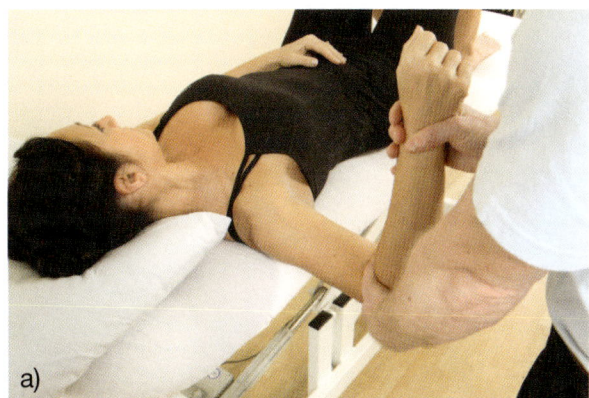 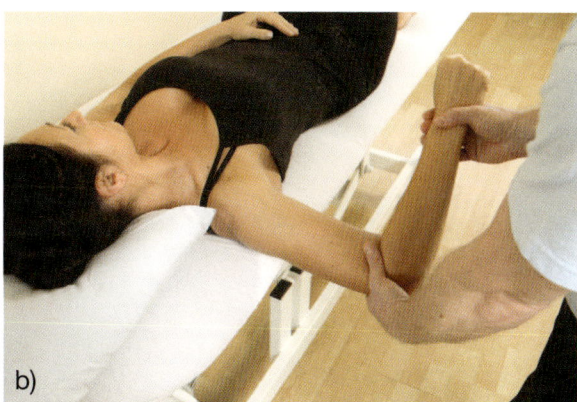

Figura 7.44. (a) Evaluación del infraespinoso partiendo de la posición 90/90. (b) Longitud normal del infraespinoso indicada por una rotación interna que alcanza los 70°.

Tratamiento TEM del infraespinoso

Método de la RPI

El terapeuta debe llevar el hombro del paciente a rotación interna hasta que sienta el punto de resistencia (figura 7.45a). Desde esta posición, el paciente debe rotar externamente el hombro (figura 7.45b), lo que activará el infraespinoso. Tras 10 segundos de contracción, el terapeuta debe aplicar tracción al hombro e incentivar lentamente una mayor rotación interna del mismo (figura 7.45c).

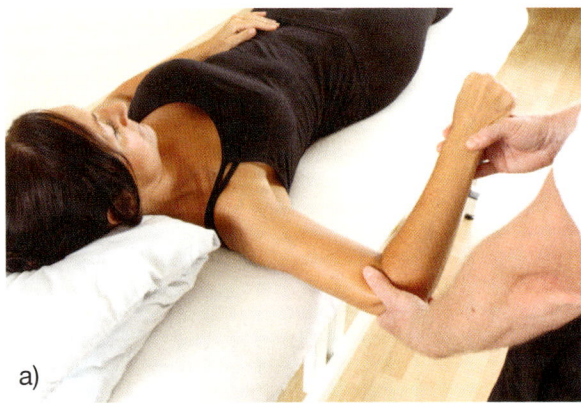

a)

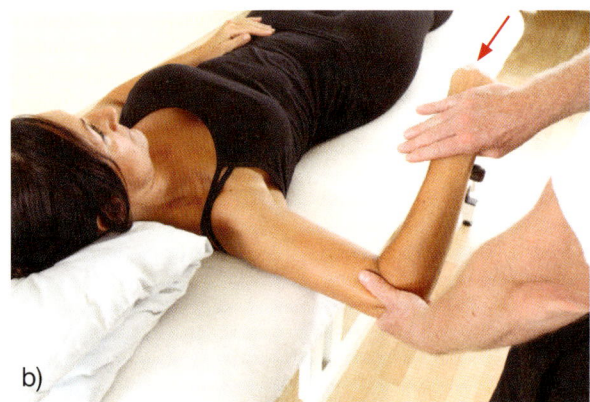

b)

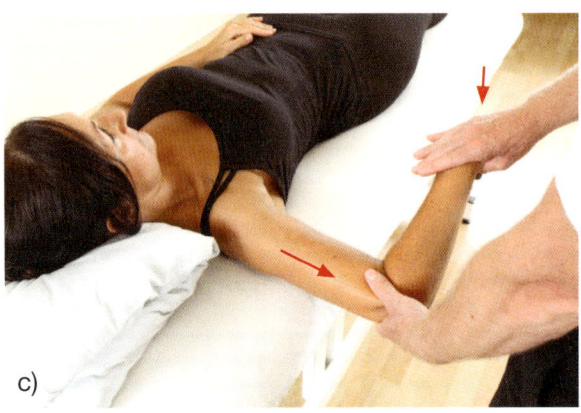

c)

Figura 7.45. Tratamiento TEM del infraespinoso: método de la RPI. (a) Punto de resistencia del infraespinoso. (b) El paciente debe resistirse a la rotación externa. (c) El terapeuta debe aplicar una técnica de tracción al húmero e incentivar una mayor rotación interna para alargar el infraespinoso.

Método de la IR

Si el paciente se siente incómodo al activar el infraespinoso, el músculo antagonista subescapular puede activarse en su lugar. Desde el punto de resistencia (explicado anteriormente), el paciente debe ofrecer resistencia a la rotación interna. Esto contraerá el subescapular y permitirá que el infraespinoso se relaje gracias a la IR. En la fase de relajación, puede aplicarse un procedimiento para alargar el infraespinoso.

AVISO. Los puntos reflexógenos del infraespinoso suelen referir el dolor a la parte anterior del hombro.

Parte inferior del cuerpo

8

Se evaluarán y tratarán los siguientes músculos de la parte inferior del cuerpo:

- Gastrocnemio
- Sóleo
- Isquiotibiales: semitendinoso, semimembranoso y bíceps femoral
- Tensor de la fascia lata (TFL) / tracto iliotibial (TIT)
- Aductores
- Recto femoral

FORMULARIO DE EVALUACIÓN POSTURAL: PARTE INFERIOR DEL CUERPO
Nombre del paciente:
Claves: I = Igual
D/I = Corto en el lado izquierdo o derecho

Músculos	Fecha:	Fecha:	Fecha:
Gastrocnemio			
Sóleo			
Isquiotibiales mediales			
Isquiotibiales laterales			
Tensor de la fascia lata / tracto iliotibial			
Aductores			
Recto femoral			

NOTAS

Gastrocnemio

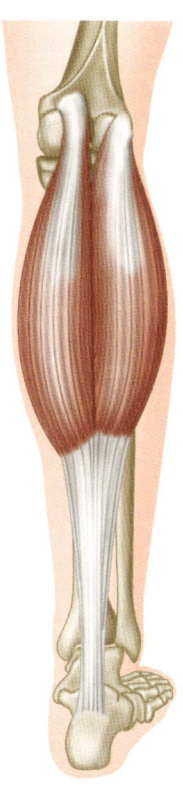

Origen
Cabeza medial. Superficie posteroinferior del fémur por encima del cóndilo medial.
Cabeza lateral. Cóndilo lateral y superficie posteroinferior del fémur.

Inserción
Superficie posterior del calcáneo (talón) a través del tendón calcáneo (tendón de Aquiles), que es una fusión de los tendones del gastrocnemio y del sóleo.

Acción
Flexión plantar del pie (puntillas) en la articulación del tobillo. Ayuda a la flexión de la articulación de la rodilla. Fuerza impulsora importante para andar y correr.

Inervación
Nervio tibial (S1, S2).

Evaluación del gastrocnemio

La pierna izquierda del paciente debe cruzar el muslo del terapeuta. Desde esta posición, el terapeuta tiene el control de la extremidad inferior y el pie izquierdos del paciente. Es importante asegurarse de que el paciente no doble la rodilla, ya que esto influiría en el resultado de la prueba. El terapeuta debe incentivar suavemente la flexión dorsal del tobillo izquierdo del paciente hasta que sienta el punto de resistencia (figura 8.1). El arco de movimiento normal sería de 90°; si se percibe el punto de resistencia antes, el gastrocnemio se clasifica como corto.

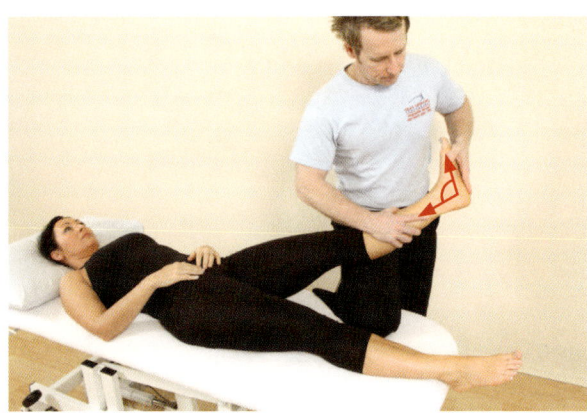

Figura 8.1. El terapeuta debe incentivar suavemente la flexión dorsal del tobillo izquierdo del paciente hasta que sienta el punto de resistencia. El arco de movimiento normal es de 90°.

Método alternativo para evaluar la longitud del gastrocnemio

Esta prueba puede hacerse si el paciente tiene un arco de movimiento normal en los isquiotibiales; si éstos han sido clasificados como cortos, debe utilizarse la prueba original anteriormente descrita.

El terapeuta coloca pasivamente la pierna izquierda del paciente en una flexión de cadera de 90°. Desde esta posición, el terapeuta tiene el control de la extremidad inferior izquierda del paciente y estabiliza el tobillo. El terapeuta incentiva lentamente la flexión dorsal del tobillo del paciente y siente el punto de resistencia, como se puede ver en la figura 8.2; si se puede alcanzar el arco de 90° sin resistencia, el gastrocnemio puede clasificarse como normal.

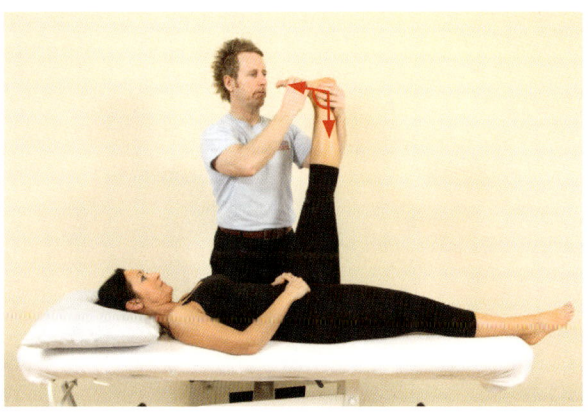

Figura 8.2. Evaluación del gastrocnemio; el arco do movimiento normal es de 90°. Esta técnica también nos da indicios de la longitud de los isquiotibiales.

Tratamiento TEM del gastrocnemio

Se le pide al paciente que empuje los dedos de los pies (flexión plantar) para activar el gastrocnemio (figura 8.3a y c). Tras una contracción de 10 segundos, en la fase de relajación, el terapeuta debe incentivar la flexión dorsal para promover el alargamiento del gastrocnemio (figura 8.3b y d).

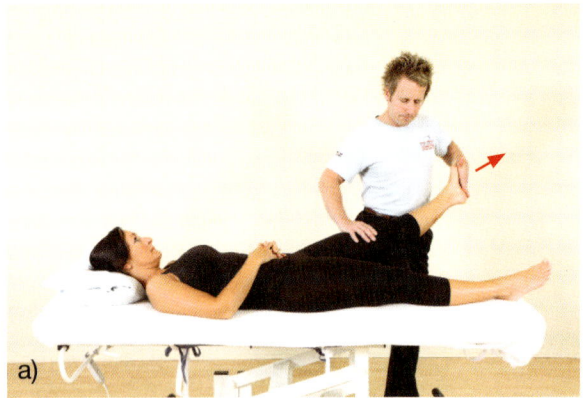 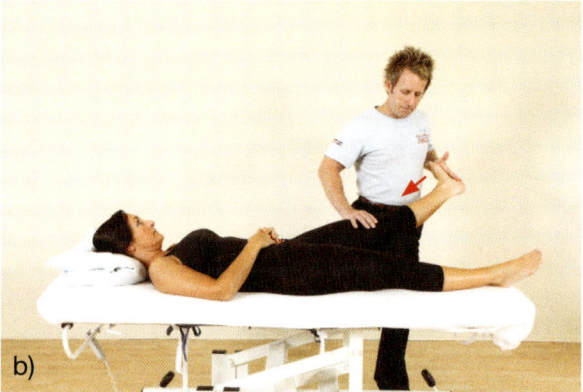

Figura 8.3. (a) Contracción del gastrocnemio. (b) Alargamiento del gastrocnemio.

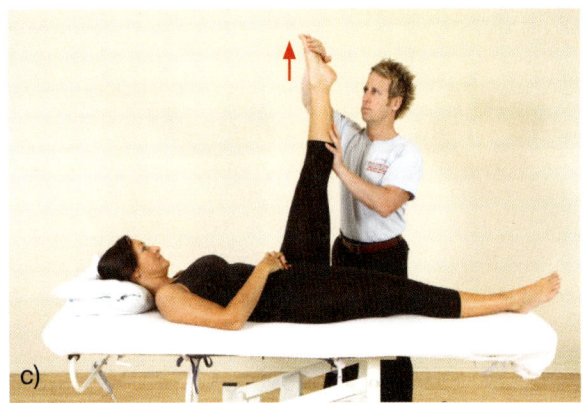 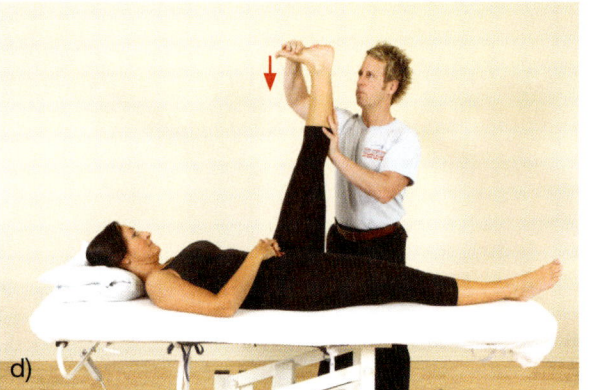

Figura 8.3. (c) El paciente realiza una flexión plantar del tobillo partiendo de una flexión de cadera de 90°. (d) Tras la contracción, el terapeuta incentiva la flexión dorsal del tobillo para alargar el gastrocnemio.

AVISO. Comúnmente, los desgarros del gastrocnemio se producen en la unión musculotendinosa (UMT); en medicina deportiva, a esta lesión se la conoce como pierna del tenista.

NOTAS

Sóleo

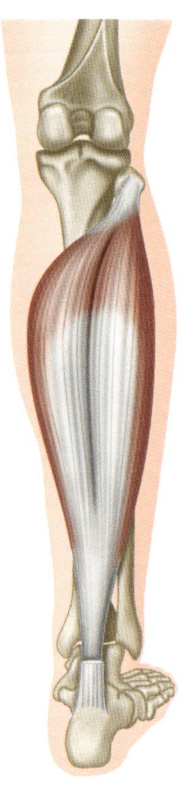

Origen
Superficies posterosuperiores de tibia y peroné.

Inserción
Con el gastrocnemio, a través del tendón calcáneo, en la superficie posterior del calcáneo (talón).

Acción
Flexión plantar de la articulación del tobillo. El sóleo se contrae con frecuencia mientras se está de pie para evitar que el cuerpo caiga hacia delante en la articulación del tobillo, es decir, para compensar la línea de tracción a través del centro de gravedad del cuerpo. Por lo tanto, ayuda a mantener una postura erguida.

Inervación
Nervio tibial (L5, S1, S2).

Evaluación del sóleo

Esta prueba es parecida a la utilizada para el gastrocnemio; la principal diferencia es que el paciente debe tener las rodillas flexionadas, lo que ayudará a relajar y aflojar el gastrocnemio gracias a su fijación anatómica en los cóndilos femorales posteriores.

Con la rodilla levemente flexionada, el terapeuta tiene el control de la posición de la extremidad inferior y del tobillo, como se puede ver en la figura 8.4. Desde esta posición, el terapeuta debe incentivar lentamente la flexión dorsal del tobillo hasta que sienta el punto de resistencia. El arco de movimiento normal es de 90°; si se percibe resistencia antes, esto indica un acortamiento del sóleo.

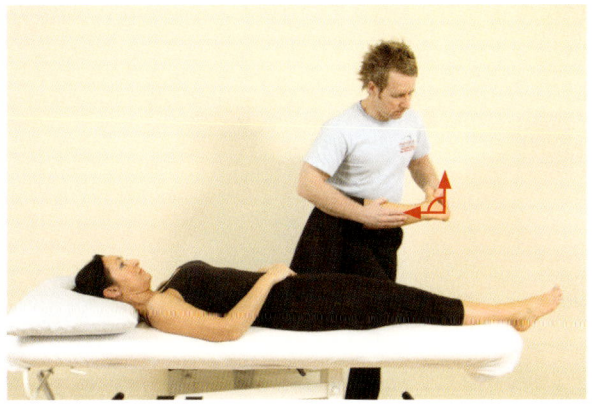

Figura 8.4. La rodilla está doblada para activar específicamente el sóleo. En esta posición, el arco de movimiento normal del tobillo es de 90°.

Tratamiento TEM del sóleo

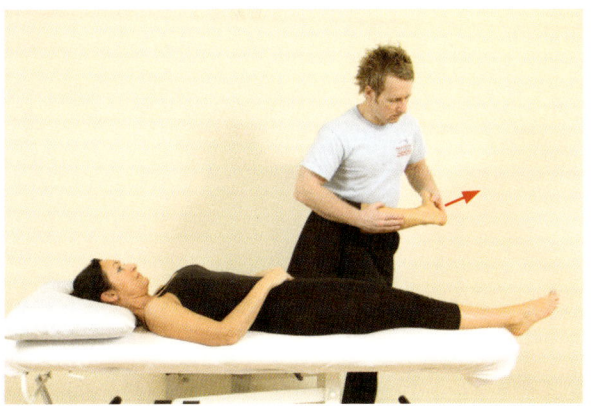

Figura 8.5. El paciente realiza una flexión plantar del tobillo.

Desde el punto de resistencia, el paciente debe realizar una flexión plantar del tobillo para activar la contracción del sóleo (figura 8.5). Tras una contracción de 10 segundos, en la fase de relajación, el terapeuta debe incentivar suavemente la flexión dorsal del tobillo, como se puede ver en la figura 8.6.

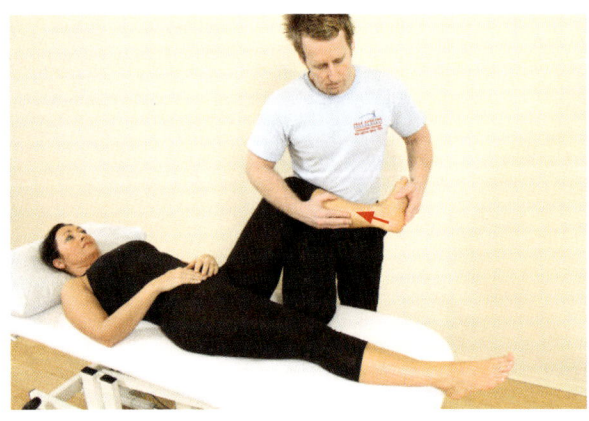

Figura 8.6. El terapeuta alarga el sóleo colocando el tobillo en flexión dorsal.

AVISO. Al sóleo y al gastrocnemio se les conoce como tríceps sural, en referencia a tres músculos de la pantorrilla: las dos cabezas del gastrocnemio y la cabeza del sóleo.

NOTAS

NOTAS

Isquiotibiales

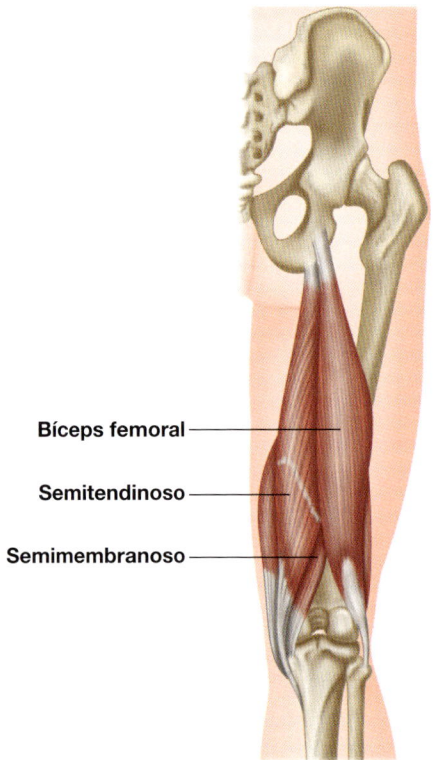

Bíceps femoral

Semitendinoso

Semimembranoso

Origen

Tuberosidad isquiática. El bíceps femoral también tiene un origen en la parte trasera del fémur.

Inserción

Semimembranoso. Parte trasera del cóndilo medial de la tibia (parte superior interna de la tibia).

Semitendinoso. Superficie medial superior de la diáfisis de la tibia.

Bíceps femoral. Cabeza del peroné. Cóndilo lateral de la tibia (parte superior externa de la tibia).

Acción

Flexionan la articulación de la rodilla. Extienden la articulación de la cadera.

El semimembranoso y el semitendinoso también rotan medialmente (giran hacia dentro) la pantorrilla cuando se flexiona la rodilla. El bíceps femoral rota lateralmente (gira hacia fuera) la pantorrilla cuando la rodilla está flexionada.

Inervación

Ramas del nervio ciático (L4, L5, S1, S2, S3).

Evaluación general de los isquiotibiales

Prueba de la flexión de cadera

Esta prueba ayuda a proporcionar al especialista una visión global de la longitud general de los músculos isquiotibiales. El paciente debe tumbarse en decúbito supino con ambas piernas extendidas. El terapeuta debe flexionar pasivamente la cadera izquierda del paciente hasta sentir el punto de resistencia. El arco normal está entre los 80° y los 90°; menos de 80° indicaría que los isquiotibiales están en una posición acortada. No obstante, la "tensión neural" del nervio ciático y una lesión específica de los isquiotibiales también podrían restringir el arco de movimiento de la articulación de la cadera.

Como se puede ver en la figura 8.7, el paciente tiene un arco de movimiento de sus isquiotibiales normal. Un valor inferior a 80°-90° debería clasificarse como corto.

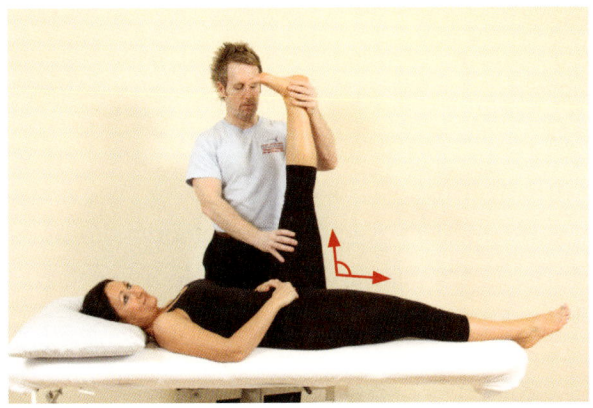

Figura 8.7. Prueba de la flexión de cadera. Un arco de movimiento normal es de 80°-90°.

Tratamiento TEM de los isquiotibiales (no específico)

La técnica siguiente es muy buena para el alargamiento de los isquiotibiales como grupo; más adelante, en este mismo capítulo, veremos cómo tratar específicamente los isquiotibiales mediales y laterales.

El terapeuta debe quedarse de pie y controlar pasivamente la flexión de cadera de la pierna derecha del paciente hasta que sienta el punto de resistencia en los isquiotibiales. Desde esta posición, la pantorrilla del paciente debe colocarse sobre el hombro derecho del terapeuta, como se muestra en la figura 8.8.

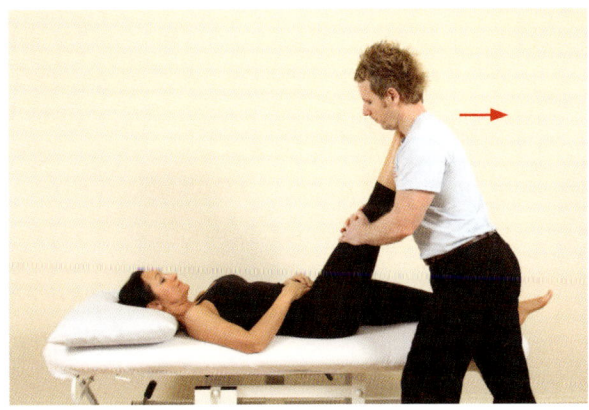

Figura 8.8. El paciente empuja su pierna derecha hacia abajo, contra el hombro del terapeuta.

Se le pide al paciente que empuje hacia abajo, contra el hombro del terapeuta, durante 10 segundos. Tras la contracción de los isquiotibiales, en la fase de relajación, el terapeuta debe llevar la pierna derecha a una flexión aún mayor, como se ve en la figura 8.9.

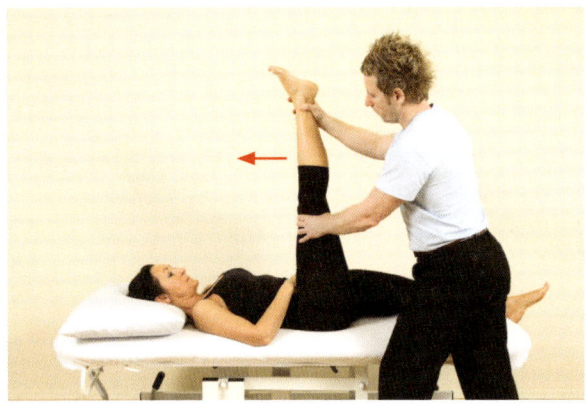

Figura 8.9. El terapeuta lleva pasivamente la cadera a una flexión aún mayor.

TEM alternativa para la inserción de los isquiotibiales

Esta técnica es muy buena para el alargamiento de la parte de la inserción de los isquiotibiales. Para esta alternativa, la cadera del paciente está flexionada a 90° y la pantorrilla se ha colocado sobre el hombro del terapeuta, como se indica en la figura 8.10.

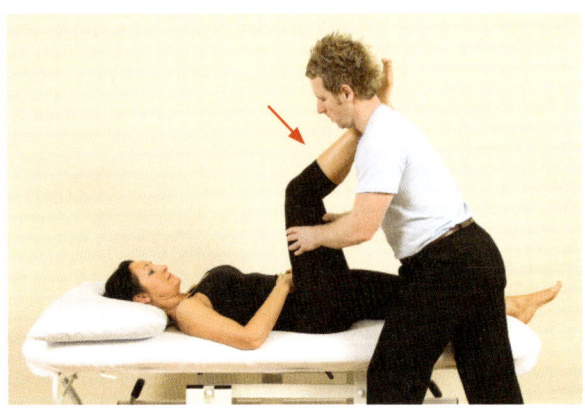

Figura 8.10. Con la cadera flexionada a 90°, se coloca la pantorrilla del paciente sobre el hombro del terapeuta.

Desde esta posición, se le pide al paciente que tire de su talón hacia sus glúteos, ya que esto activará la contracción de los isquiotibiales. Tras una contracción de 10 segundos, en la fase de relajación, el terapeuta debe incentivar pasivamente la extensión de la rodilla hasta sentir el nuevo punto de resistencia, como se muestra en la figura 8.11.

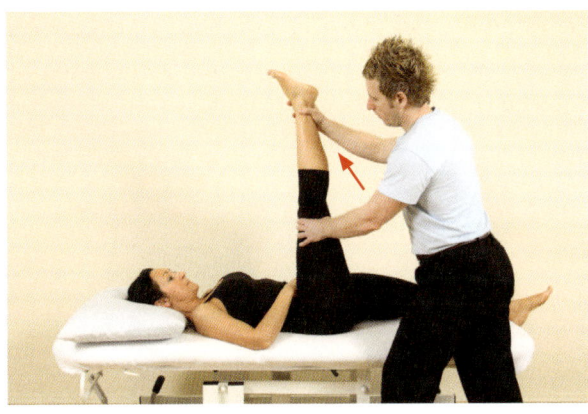

Figura 8.11. El terapeuta incentiva pasivamente la extensión de la rodilla para alargar los isquiotibiales.

Método de la IR

Se le pide al paciente que contraiga los isquiotibiales como se ha descrito antes, pero esta vez, tras la contracción de 10 segundos, en la fase de relajación, deberá estirar lentamente la rodilla (que tenía flexionada al principio) mientras el terapeuta la extiende aún más, pasivamente. El paciente aquí estará contrayendo los cuádriceps, ya que éstos se encargan de estirar la rodilla activamente; esto inducirá una IR de los isquiotibiales, lo que permitirá alargarlos de una forma más eficaz y segura.

Evaluación de los isquiotibiales mediales: semitendinoso y semimembranoso

Tras realizar una evaluación general de los isquiotibiales, si el arco de movimiento es inferior a 80°, podemos llegar a la conclusión de que hay una restricción de los tejidos blandos en el grupo de los músculos isquiotibiales. Sin embargo, esta evaluación no distingue cuál de los isquiotibiales es la estructura más tensa.

Con la prueba adecuada, es posible identificar los componentes individuales de los isquiotibiales responsables del acortamiento; los métodos de evaluación que describiremos aquí permitirán al terapeuta distinguir entre los isquiotibiales laterales y los mediales.

Las pruebas siguientes pueden añadirse al proceso de evaluación para ayudar a diferenciar las anomalías de longitud muscular de los isquiotibiales mediales de las de los isquiotibiales laterales.

Para poder investigar si el semitendinoso o el semimembranoso son el tejido restrictivo, es necesario aislar los isquiotibiales mediales de la siguiente forma. El terapeuta debe controlar la pierna del paciente y aplicar una rotación externa y abducción mientras flexiona pasivamente la cadera (figura 8.12). Se busca el punto de resistencia, y si el arco de movimiento es inferior al de la prueba original, se puede asumir que los isquiotibiales mediales son los músculos acortados.

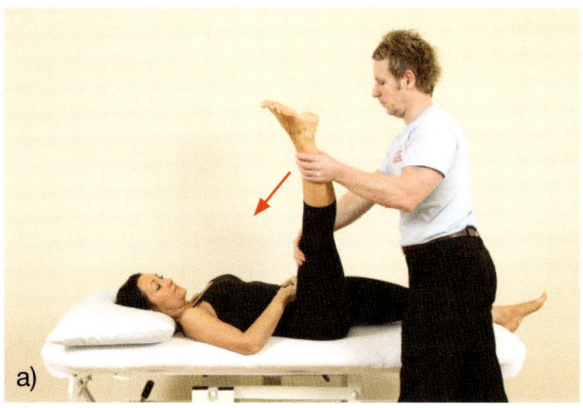

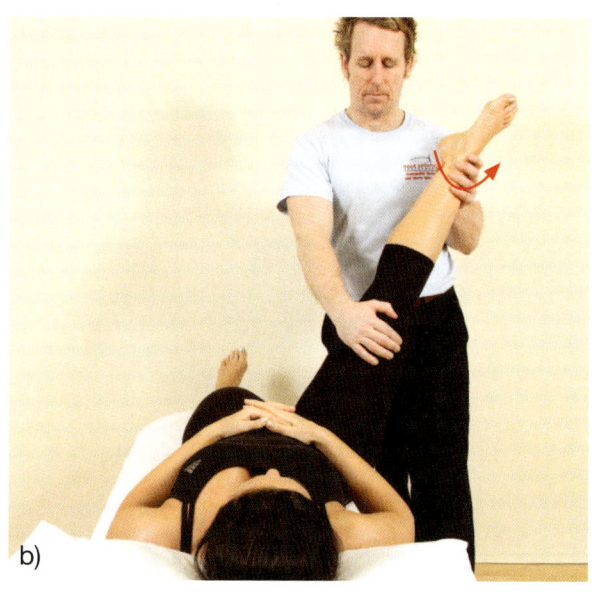

Figura 8.12. (a) y (b) Para identificar específicamente los isquiotibiales mediales como tejido restrictivo, la pierna del paciente debe rotarse externamente y abducirse mientras se flexiona pasivamente la cadera.

Isquiotibiales laterales: bíceps femoral

Esta prueba específica aislará el bíceps femoral. El terapeuta aplica una rotación interna y aducción mientras lleva la pierna del paciente a una flexión pasiva (figura 8.13). Si el movimiento parece restringido, el terapeuta debe determinar si el arco de movimiento es inferior al de la prueba de la flexión de cadera original. Si es así, el isquiotibial lateral bíceps femoral puede identificarse como corto.

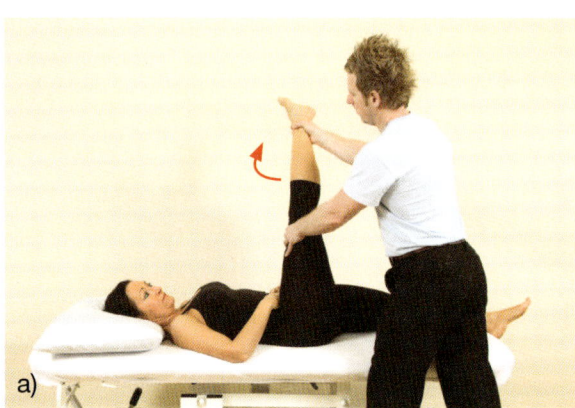

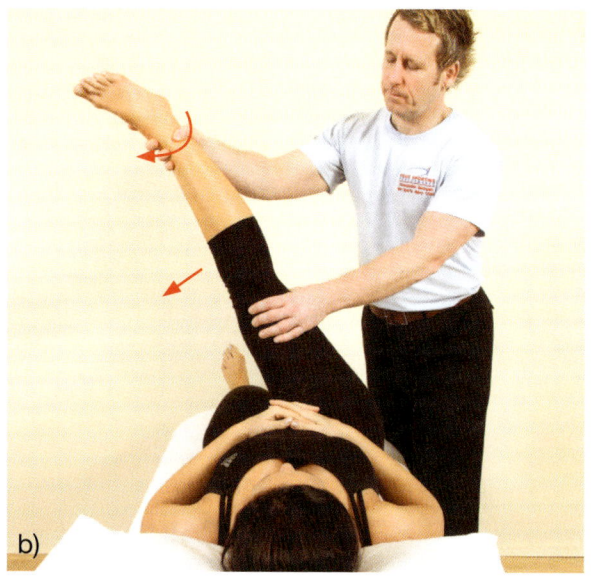

Figura 8.13. (a) y (b) El terapeuta aplica una rotación interna y aducción mientras lleva la pierna a una flexión pasiva.

Nota. **Es importante que los isquiotibiales se traten en una posición determinada por el deporte practicado y la posición que podría haber causado el traumatismo inicial. Tomemos como ejemplo a un jugador de rugby que se ha lesionado el isquiotibial derecho al rotar el tronco a la izquierda al pasar la pelota. Este atleta necesitará alargar su isquiotibial derecho, y para conseguir un estiramiento específico, será necesario rotar la cadera, como se ha explicado anteriormente, para identificar específicamente cuál es el isquiotibial lesionado.**

AVISO. Recuerde que quizá sea necesario tratar los isquiotibiales mediales y laterales por separado en vez de en grupo.

NOTAS

Tensor de la fascia lata (TFL) / tracto iliotibial (TIT)

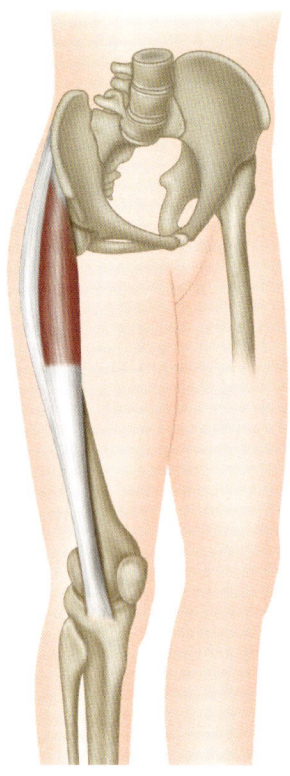

Origen

Borde exterior de la cresta ilíaca, hacia delante.

Inserción

Se une al tracto iliotibial (tendón largo de la fascia lata), justo debajo de la cadera, que va hasta la parte lateral superior de la tibia.

Acción

Flexiona, abduce y rota medialmente la articulación de la cadera. Tensa la fascia lata, estabilizando así la rodilla.

Inervación

Nervio glúteo superior (L4, L5, S1).

Evaluación del tensor de la fascia lata

Prueba de Ober

Esta prueba fue descrita por primera vez en 1935 por Frank Ober, quien escribió un artículo llamado "Lumbalgia y ciática". Ober trató la relación entre tener el tensor de la fascia lata y el tracto iliotibial contraídos y la lumbalgia y la ciática.

Se le pide al paciente que se tumbe sobre el costado y el terapeuta (con ayuda del paciente) coloca el hombro, la cadera y la rodilla de este en línea, como se puede ver en el figura 8.14a.

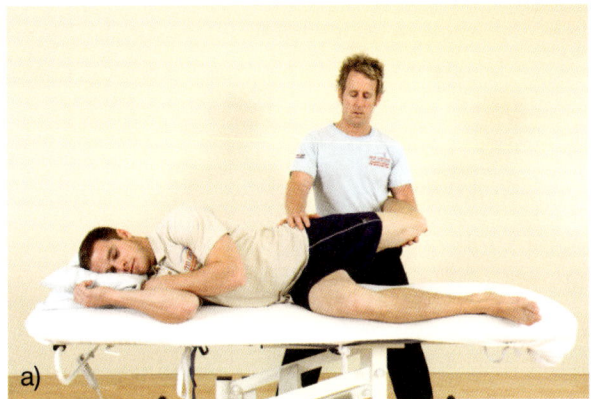
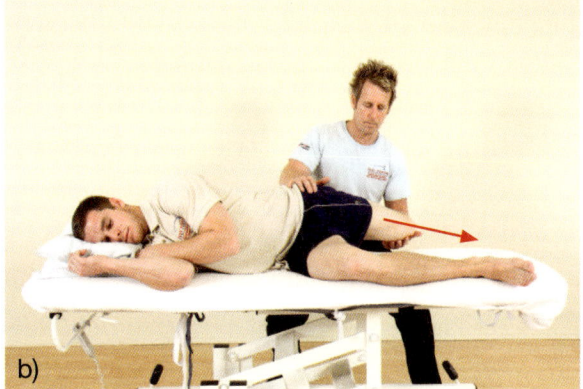
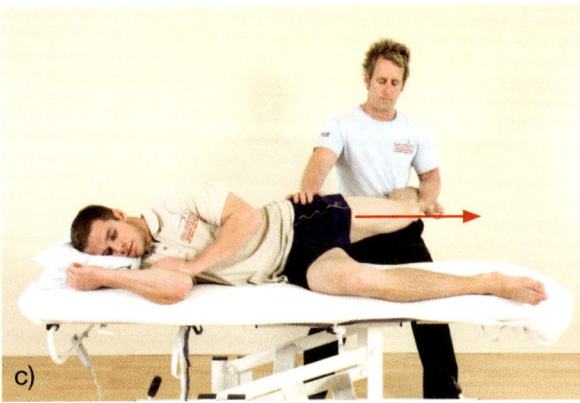
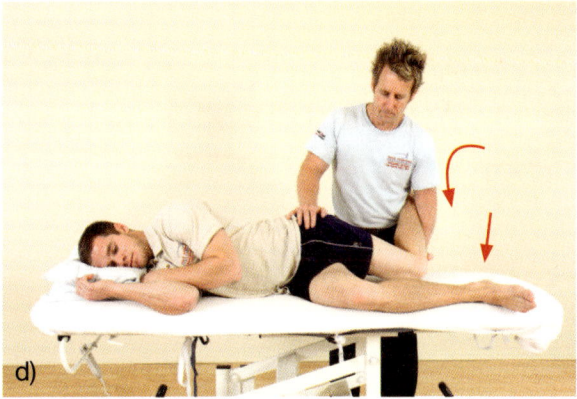

Figura 8.14. Prueba de Ober. (a) El terapeuta controla la rodilla izquierda del paciente y le pide que se relaje completamente para poder bajar la rodilla a la camilla. (b) Si la rodilla baja, esto indica una longitud normal de TFL/TIT. (c) Si la rodilla se queda donde está, esto indica un TFL/TIT tenso. (d) La cadera puede "caer" en flexión y rotación interna. Se podría creer erróneamente que el TFL/TIT tiene una longitud normal, pero un TFL/TIT "tenso" haría que la cadera cayera en esta posición disfuncional.

Cuando el terapeuta sienta que el paciente se ha relajado suficientemente, debe doblar lentamente sus propias rodillas (como en una media sentadilla), y manteniendo el control de la rodilla izquierda del paciente, bajar esta a la camilla. Si parece que la rodilla cae por debajo del nivel de paralelo, el TFL/TIT se puede clasificar como normal; si el muslo se queda en paralelo o solo cae un poco, el TFL/TIT se clasifica como corto.

Nota. **Si hay un acortamiento en el tensor de la fascia lata y el tracto iliotibial, la pierna se quedará relativamente abducida. Es importante tener cuidado de que la cadera no caiga en rotación interna ni en flexión.**

Si el tensor de la fascia lata y el tracto iliotibial se mantienen en posición acortada, la cadera querrá "caer" en flexión con rotación interna mientras el terapeuta baja la pierna. Si se permite que esto pase, podría llegarse a asumir por error que la longitud del tensor de la fascia lata y del tracto iliotibial es normal, ya que la pierna se aproximaría a la camilla. Además, el terapeuta tiene que ser muy diligente cuando está controlando la pierna del paciente durante la prueba para no permitir que la cadera se flexione y rote internamente.

Tratamiento TEM del tensor de la fascia lata y del tracto iliotibial

El paciente debe colocarse en decúbito supino y el terapeuta debe cruzar la pierna izquierda flexionada del paciente sobre su pierna derecha. El terapeuta controla la rodilla izquierda con la mano derecha y sujeta el tobillo derecho con su mano izquierda, como se puede ver en la figura 8.15. A continuación, se coloca la pierna derecha en aducción hasta sentir el punto de resistencia. Desde este punto, se le pide al paciente que abduzca la pierna derecha contra resistencia aplicada por el terapeuta.

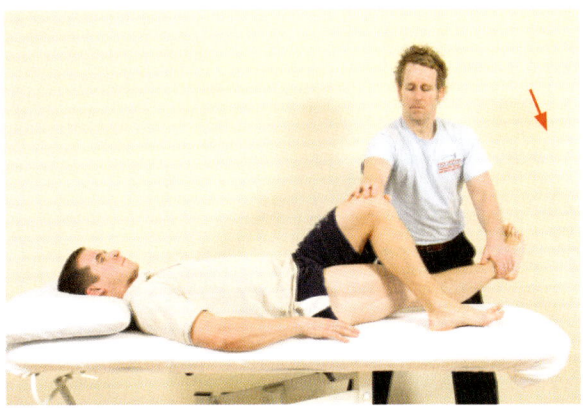

Figura 8.15. El paciente abduce la pierna derecha.

Tras una contracción de 10 segundos, en la fase de relajación, el terapeuta aduce pasivamente aún más la pierna derecha del paciente (figura 8.16). Esto alargará el TFL y el TIT derechos.

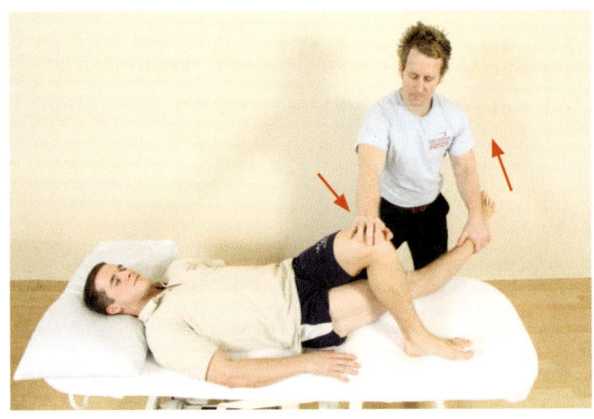

Figura 8.16. El terapeuta estabiliza la rodilla izquierda del paciente mientras aduce la pierna derecha.

AVISO. La hipertonicidad del tensor de la fascia lata puede provocar la hiperactividad del tracto iliotibial. Esto puede acabar generando un síndrome de fricción en el cóndilo femoral lateral de la rodilla, comúnmente conocido como rodilla del corredor.

NOTAS

Aductores

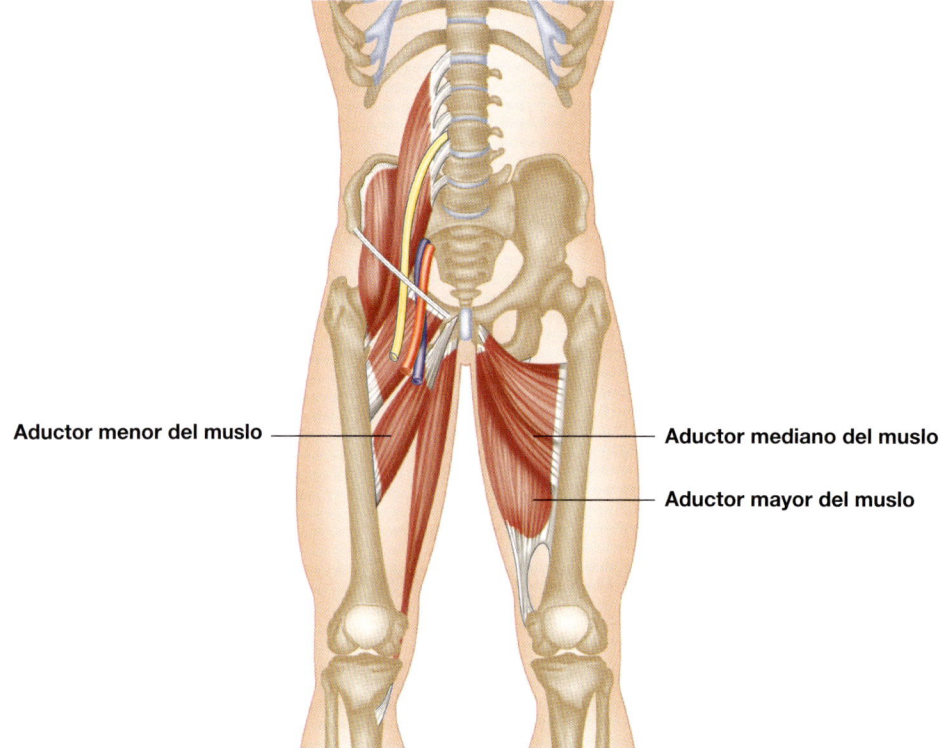

Aductor menor del muslo — Aductor mediano del muslo

Aductor mayor del muslo

Origen

Parte anterior del pubis (rama). El aductor mayor del muslo también tiene un origen en la tuberosidad isquiática.

Inserción

Todo el lado medial del fémur, desde la cadera hasta la rodilla.

Acción

Aducen y rotan medialmente la articulación de la cadera.

Inervación

Mayor. Nervio obturador (L2, L3, L4). Nervio ciático (L4, L5, S1).

Menor. Nervio obturador (L2, L3, L4).

Mediano. Nervio obturador (L2, L3, L4).

Evaluación de los aductores

Prueba de la abducción de la cadera

El paciente debe colocarse en decúbito supino sobre la camilla. El terapeuta coge la pierna izquierda del paciente y abduce pasivamente la cadera mientras palpa los aductores con la mano derecha (figura 8.17). Cuando siente el punto de resistencia, anota la posición; el arco de movimiento normal para una abducción pasiva es de 45°. Si el arco es inferior, eso indica que el grupo aductor está tenso.

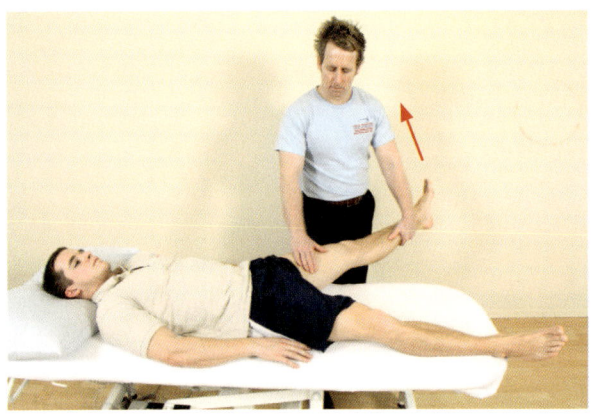

Figura 8.17. El terapeuta abduce y palpa los aductores en busca del punto de resistencia.

No obstante, hay una excepción a la norma. Si el arco de movimiento es inferior a 45°, podrían ser los isquiotibiales mediales los que están restringiendo el movimiento de la abducción pasiva. Para diferenciar entre los aductores cortos y los isquiotibiales mediales, debe flexionarse la rodilla a 90° (figura 8.18); si el arco aumenta ahora, eso indica que se trata de un acortamiento de los isquiotibiales mediales.

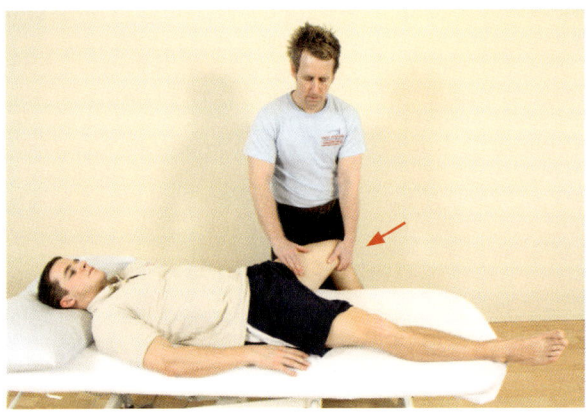

Figura 8.18. La rodilla se dobla para aislar los aductores cortos.

Así que recapitulemos: para identificar si los isquiotibiales son el factor restrictivo, el terapeuta debe flexionar pasivamente la rodilla y, a continuación, pasar a la abducción pasiva, como se puede ver en la figura 8.18. Si el arco de movimiento mejora, los isquiotibiales son los tejidos restrictivos y no los aductores cortos.

Nota. **El término aductores cortos hace referencia a todos los músculos aductores que se fijan al fémur, a excepción del recto interno. Este músculo se fija a un punto por debajo de la rodilla, en la zona de la pata de ganso de la rodilla medial, y actúa tanto en la rodilla como en la cadera.**

Tratamiento TEM de los aductores

Una de las formas más efectivas de alargar los aductores (cortos) es utilizar una TEM desde la posición que se muestra en la figura 8.19. El paciente debe colocarse en decúbito supino con las rodillas dobladas y los talones juntos; lenta y pasivamente, el terapeuta pone las caderas del paciente en abducción hasta sentir el punto de resistencia en los aductores.

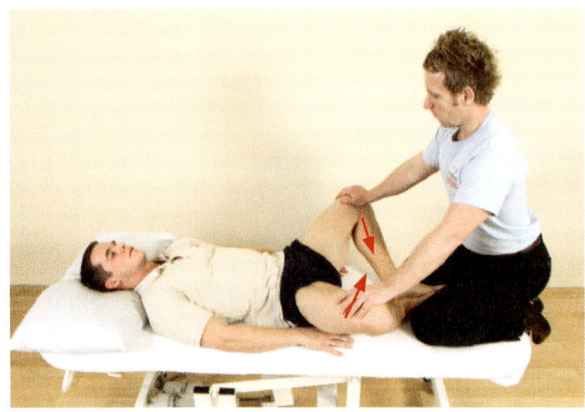

Figura 8.19. El paciente aduce las piernas.

Desde el punto de resistencia, se le pide al paciente que aduzca las caderas contra resistencia aplicada por el terapeuta para contraer los aductores cortos. Tras una contracción de 10 segundos, en la fase de relajación, las caderas se abducen pasivamente aún más por el control del terapeuta (figura 8.20).

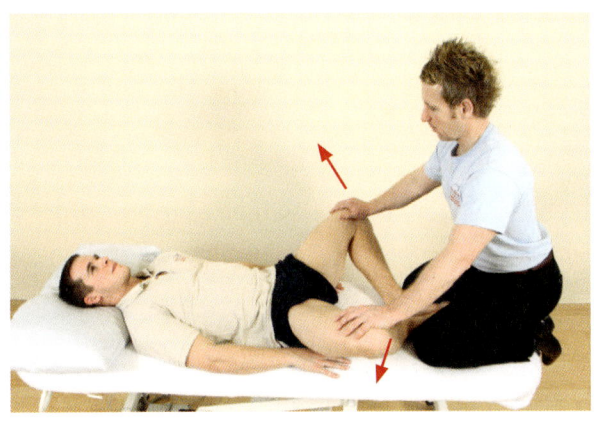

Figura 8.20. El terapeuta alarga los aductores.

AVISO. La hiperactividad de los aductores puede provocar una inhibición de los abductores por debilidad, sobre todo del glúteo medio. El resultado sería un patrón de marcha de Trendelenburg.

NOTAS

Recto femoral

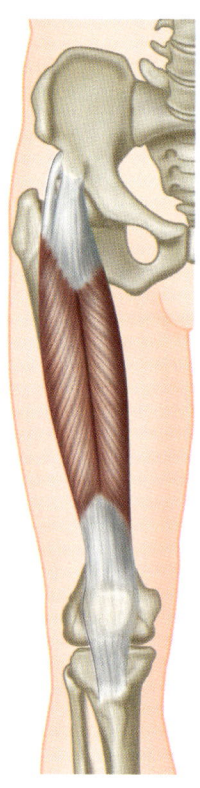

Origen
Cabeza recta (cabeza anterior). Espina ilíaca anteroinferior.
Cabeza refleja (cabeza posterior). Surco por encima del cótilo (en el ilion).

Inserción
Rótula, y a través del ligamento rotuliano hasta la tuberosidad de la tibia.

Acción
Extiende la articulación de la rodilla y flexiona la articulación de la cadera (sobre todo en movimientos combinados, como dar una patada a una pelota). Ayuda al psoasilíaco a flexionar el tronco en el muslo. Evita que la articulación de la rodilla se flexione cuando el talón se clava en el suelo mientras se anda.

Inervación
Nervio femoral (L2, L3, L4).

Evaluación del recto femoral

Prueba de Thomas modificada

Esta prueba es una forma excelente de identificar acortamientos, no sólo en el recto femoral, sino también en el psoasilíaco (véase el capítulo 9). El paciente debe adoptar la posición que se muestra en la figura 8.21, según la cual, para empezar, debe cogerse la pierna izquierda, ya que será el recto femoral derecho el primero que pondremos a prueba.

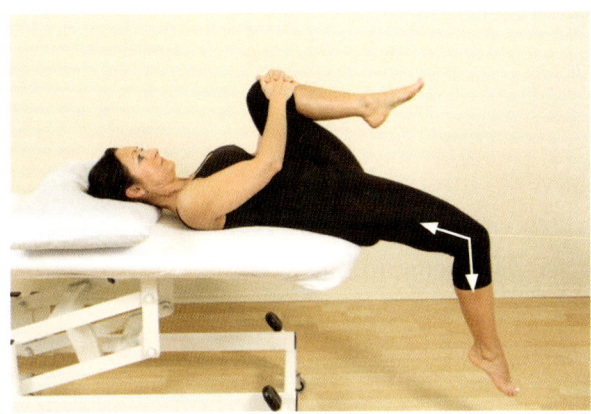

Figura 8.21. Para evaluar el recto femoral derecho, el paciente debe tumbarse sobre la camilla y sujetarse la pierna izquierda. Se muestra la longitud normal del recto femoral.

El paciente debe tirar de su rodilla izquierda hacia el pecho, ya que esto rotará el innominado de ese lado; esta será la postura de la prueba. Desde esta posición, el terapeuta debe mirar la posición de la rodilla y el tobillo derechos del paciente. La posición angular de la rodilla respecto al tobillo debería ser de 90°; la longitud normal del recto femoral derecho es la que se muestra en la figura 8.21.

En la figura 8.22, el terapeuta muestra la posición de la rodilla derecha en comparación con la del tobillo derecho. Aquí, la pantorrilla queda en posición extendida, lo que confirma la rigidez del recto femoral derecho.

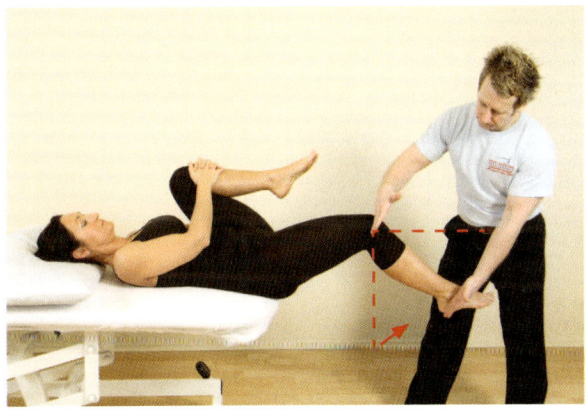

Figura 8.22. La rodilla está en extensión, lo que indica un recto femoral tenso.

Nota. **En la figura 8.22 también puede ver que la cadera está flexionada. Esto indica tensión en el psoasilíaco, como se verá en el capítulo 9.**

Tratamiento TEM del recto femoral

El paciente debe colocarse en decúbito prono y el terapeuta debe flexionar pasivamente la rodilla derecha del paciente hasta sentir el punto de resistencia. Al mismo tiempo, el terapeuta estabiliza el sacro con la mano derecha, lo que evitará que la pelvis rote anteriormente y se aplique presión en las articulaciones facetarias de la columna lumbar inferior.

Nota. **Si considera que el paciente tiene una lordosis lumbar acentuada, puede colocar una almohada bajo su estómago, como se muestra en la figura. Esto ayudará a aplanar la lordosis y puede ayudar a reducir cualquier posible incomodidad que pudiera experimentar.**

Desde el punto de resistencia, se le pide al paciente que extienda la rodilla contra resistencia aplicada por el terapeuta. Tras una contracción de 10 segundos, en la fase de relajación, el terapeuta debe incentivar una mayor flexión de la rodilla, lo que alargará el recto femoral, como se puede ver en las figuras 8.23 y 8.24a y b.

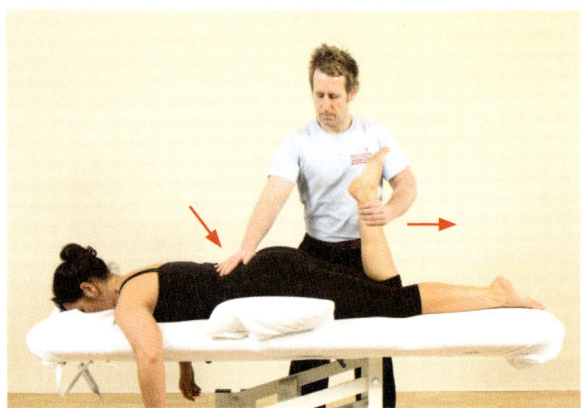

Figura 8.23. El paciente extiende la rodilla mientras el terapeuta estabiliza la columna lumbar.

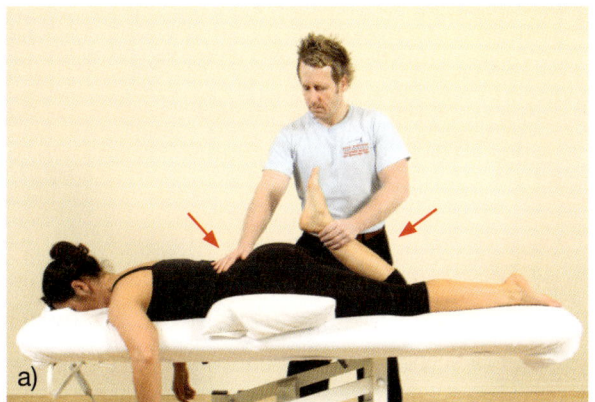

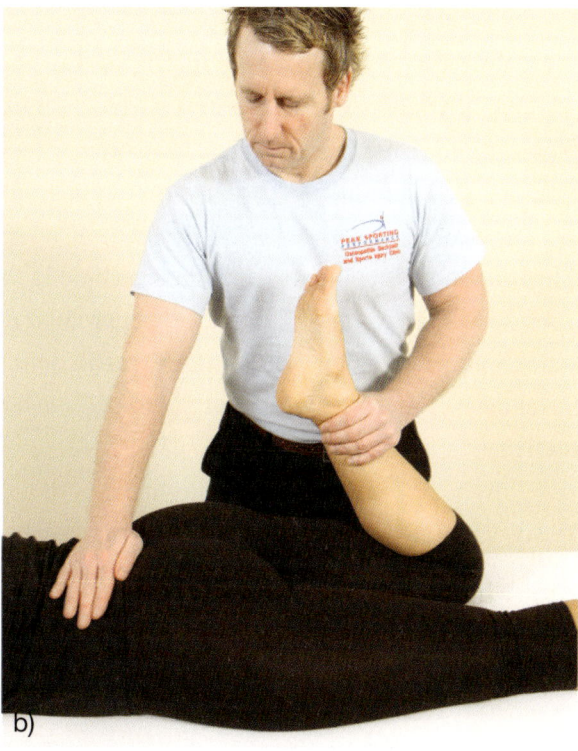

Figura 8.24. (a) El terapeuta flexiona pasivamente la rodilla de la paciente para alargar el recto femoral mientras estabiliza la columna lumbar. (b) La rodilla se flexiona aún más.

En la figura 8.25 se muestra un mayor alargamiento del origen del recto femoral. La contracción inicial es exactamente la misma que la representada en la figura 8.23. Tras la contracción, en la fase de relajación, el terapeuta debe controlar la rodilla, y flexionar lentamente la rodilla y la cadera al mismo tiempo. Esto inducirá un alargamiento en el origen y la inserción del recto femoral.

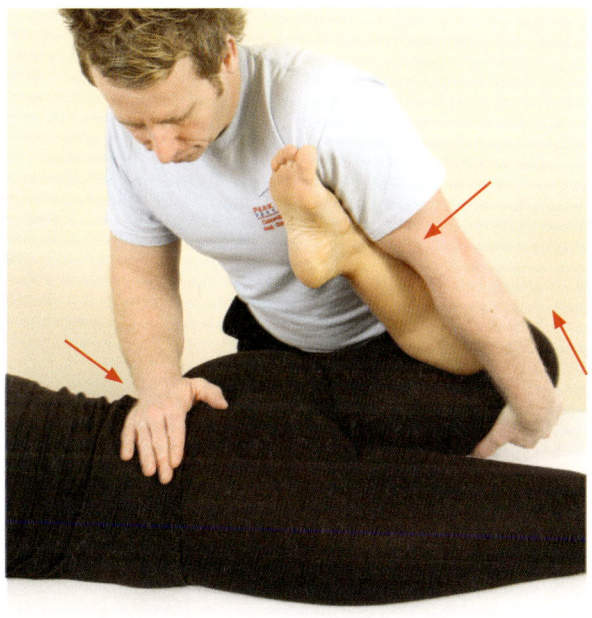

Figura 8.25. El terapeuta debe flexionar la rodilla del paciente, estabilizar la columna lumbar y, a continuación, extender la articulación de la cadera.

Tratamiento TEM alternativo del recto femoral basado en la prueba de Thomas modificada

Algunos pacientes pueden sentir que la TEM anterior para el recto femoral añade presión en la región lumbar. Una TEM alternativa y, posiblemente, más efectiva para el recto femoral se basa en la posición de la prueba de Thomas modificada.

El paciente debe colocarse en la posición de la prueba de Thomas modificada tal como se ha descrito antes (véase la página 129). El terapeuta debe controlar la posición del muslo derecho del paciente y flexionar pasivamente su rodilla derecha, lentamente, hacia su trasero. Partiendo de esta posición, no se tardará mucho en llegar al punto de resistencia, así que se debe tener mucho cuidado cuando se realiza esta técnica por primera vez.

Desde el punto de resistencia, se le pide al paciente que extienda la rodilla contra resistencia aplicada por el terapeuta (figura 8.26). Tras una contracción de 10 segundos, en la fase de relajación, el terapeuta debe flexionar la rodilla aún más (figura 8.27). Este método es muy efectivo para alargar un recto femoral tenso.

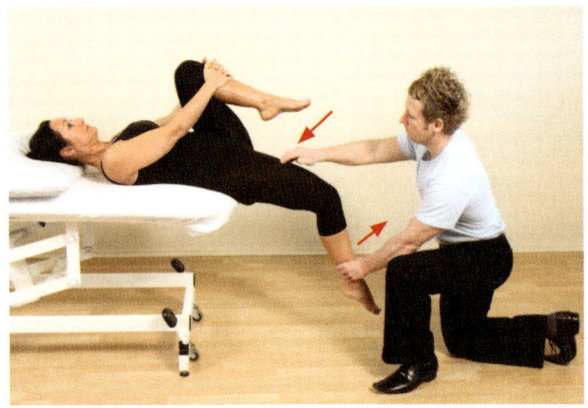
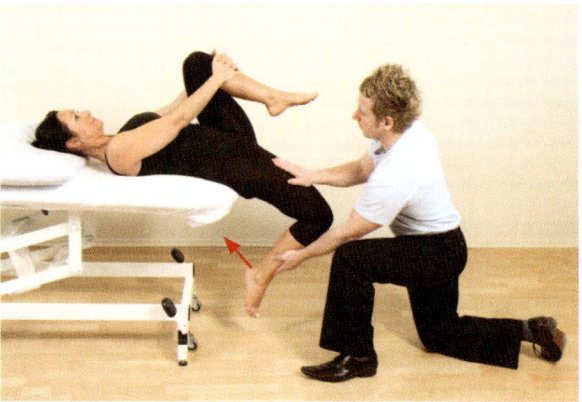

Figura 8.26. El terapeuta palpa el recto femoral mientras el paciente extiende la rodilla.

Figura 8.27. El terapeuta flexiona pasivamente la rodilla para alargar el recto femoral.

AVISO. La hipertonicidad bilateral del recto femoral hará que la pelvis se incline anteriormente, lo que provocará lumbalgia al obligar a las articulaciones facetarias de la quinta vértebra lumbar a adoptar una posición lordótica.

Tronco / pelvis y cadera

9

Se evaluarán y tratarán los siguientes músculos del tronco/pelvis y cadera:

- Piramidal
- Cuadrado lumbar (CL)
- Psoasilíaco: psoas mayor e ilíaco
- Erector de la columna

FORMULARIO DE EVALUACIÓN POSTURAL: TRONCO/PELVIS Y CADERA
Nombre del paciente:
Claves: I = Igual
D/I = Corto en el lado izquierdo o derecho

Músculos	Fecha:	Fecha:	Fecha:
Piramidal			
Cuadrado lumbar			
Psoas mayor e ilíaco			
Erector de la columna lumbar			

NOTAS

Piramidal

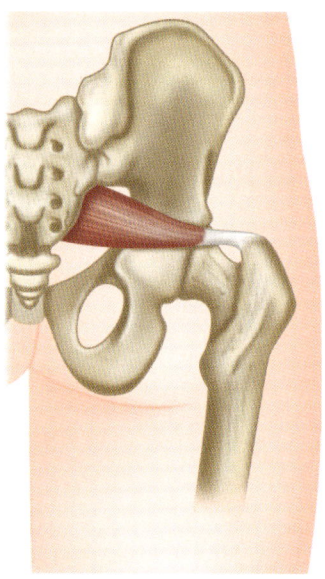

Origen
Superficie interna (frontal) del sacro.

Inserción
Trocánter mayor (superior) del fémur.

Acción
Rota lateralmente la articulación de la cadera. Abduce el muslo cuando se flexiona la cadera. Ayuda a sujetar la cabeza del fémur en su cavidad.

Inervación
Ramas ventrales del nervio lumbar (L5) y los nervios sacros (S1, S2).

Evaluación del piramidal

La primera evaluación de la longitud relativa del piramidal se realiza mediante la observación. El paciente debe colocarse en decúbito supino y sus miembros inferiores deben observarse desde el extremo cefálico de la camilla. La atención ha de centrarse en el pie.

Como se puede ver en la figura 9.1a, el pie izquierdo de la paciente parece estar más alejado de la línea media en comparación con el pie derecho. El movimiento real ha venido de la cadera, que está en una posición de rotación externa. Esto posiblemente está relacionado con un piramidal tenso en el lado izquierdo.

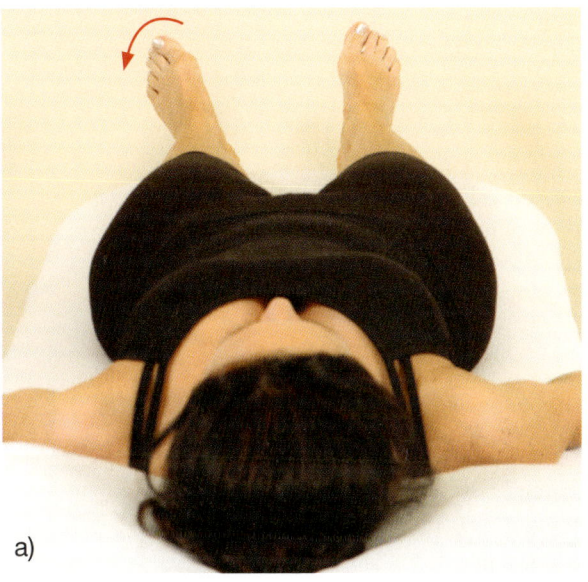

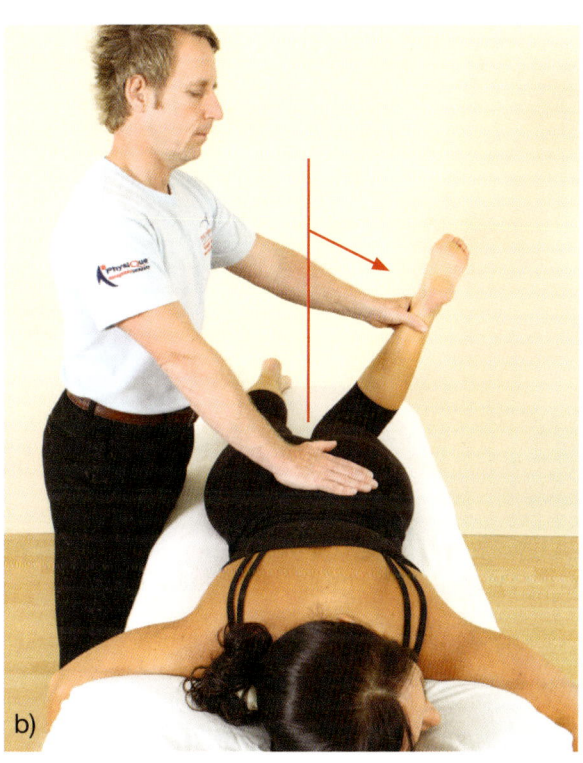

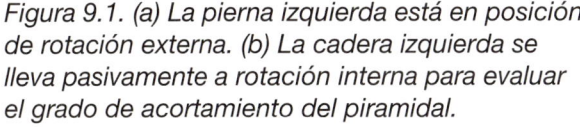

Figura 9.1. (a) La pierna izquierda está en posición de rotación externa. (b) La cadera izquierda se lleva pasivamente a rotación interna para evaluar el grado de acortamiento del piramidal.

Evaluación mediante la observación de la posición de la cadera

Para poder ver la posición de la cadera de tal forma que nos ayude a decidir si el piramidal está acortado, pedimos al paciente que se coloque en decúbito prono. Una de las rodillas del paciente debe estar flexionada a 90°, y el terapeuta debe controlar pasivamente la cadera y dejar que rote internamente. Esto se repite con la otra rodilla flexionada a 90°. El lado que tiene el menor arco de movimiento indica un acortamiento relativo del piramidal (figura 9.1b).

Otra forma de evaluar la longitud relativa del piramidal es la siguiente. Se le pide al paciente que se coloque en decúbito prono con ambas rodillas dobladas y que después deje caer las piernas a los lados; esto inducirá la rotación interna de las articulaciones de la cadera.

Desde la posición cefálica del paciente, el terapeuta debe observar la posición de las extremidades inferiores. Como se puede ver en la figura 9.2, las extremidades inferiores aparecen asimétricas.

Podemos asumir que el lado izquierdo del paciente es el lado disfuncional, ya que esa cadera está en una posición de rotación externa. En este caso, la rotación interna de la cadera está restringida y se puede asumir que el piramidal de ese lado está acortado.

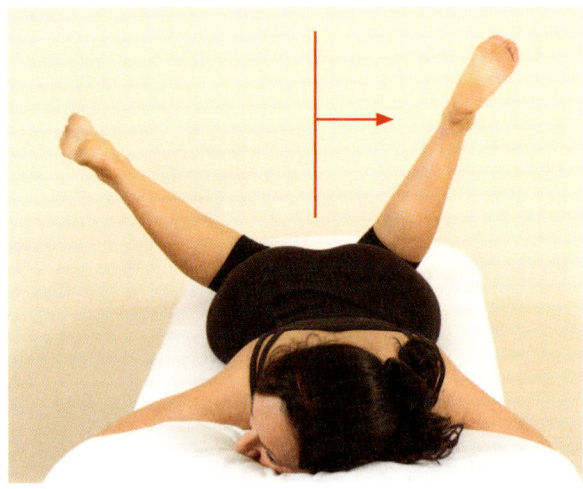

Figura 9.2. Un arco de movimiento reducido de la cadera izquierda es indicativo de un piramidal izquierdo tenso.

Tratamiento TEM del piramidal

El paciente debe adoptar la posición de la prueba descrita anteriormente, pero con la pierna derecha recta y la rodilla izquierda doblada. El terapeuta debe asegurarse de que la pelvis/sacro están estabilizados con su mano derecha, y controlar la pierna izquierda del paciente con su mano izquierda. La pierna izquierda se coloca pasivamente en rotación interna hasta sentir el punto de resistencia y se le pide al paciente que contraiga el piramidal tirando de su pierna contra resistencia ejercida por la mano izquierda del terapeuta. Esto inducirá una rotación externa de la articulación de la cadera (figura 9.3).

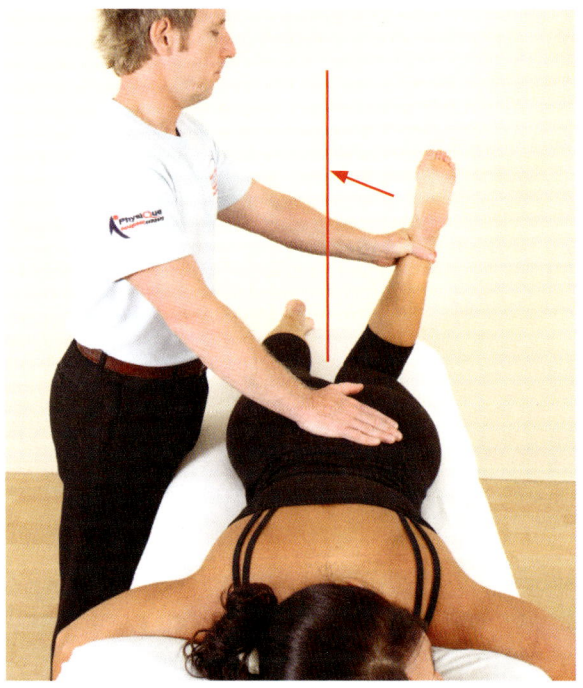

Figura 9.3. El paciente cruza la pierna izquierda por su cuerpo. El terapeuta estabiliza la columna lumbar con la mano derecha.

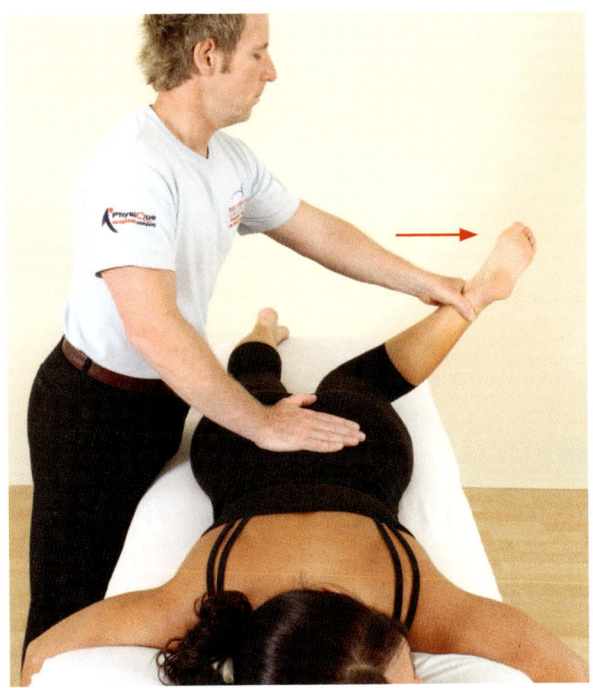

Tras una contracción del piramidal de 10 segundos, en la fase de relajación, el terapeuta lleva la cadera izquierda del paciente a una mayor rotación interna. Esto alargará el piramidal, como se muestra en la figura 9.4.

Figura 9.4. El terapeuta alarga el piramidal mientras estabiliza la columna lumbar.

Técnica TEM alternativa para el piramidal

Esta vez, el paciente tiene que colocarse en decúbito supino y el terapeuta coge su pierna izquierda y la cruza por encima de su pierna derecha. El terapeuta, controlando el movimiento del innominado izquierdo con la mano derecha, aplica presión en la rodilla izquierda del paciente, induciendo pasivamente la aducción de la cadera hasta el punto de resistencia (figura 9.5a).

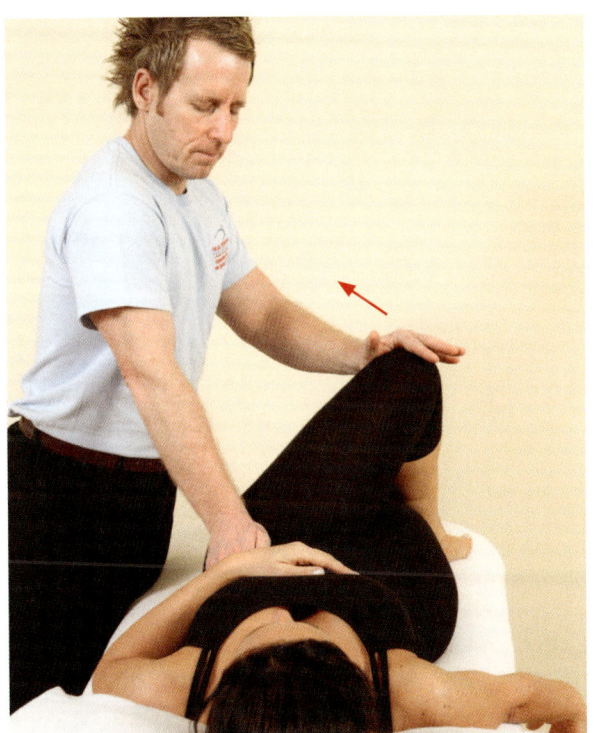

Figura 9.5. (a) El paciente abduce su cadera izquierda mientras el terapeuta estabiliza la columna lumbar con la mano derecha. Desde el punto de resistencia, el paciente abduce contra la presión aplicada por el terapeuta en la dirección de la flecha (véase la página siguiente).

El paciente debe abducir la pierna izquierda (el piramidal es un abductor) mientras el terapeuta ofrece resistencia al movimiento, como se muestra en la figura 9.5a. Tras una contracción de 10 segundos, en la fase de relajación, el terapeuta aduce pasivamente aún más la pierna izquierda del paciente, como se indica en la figura 9.5b.

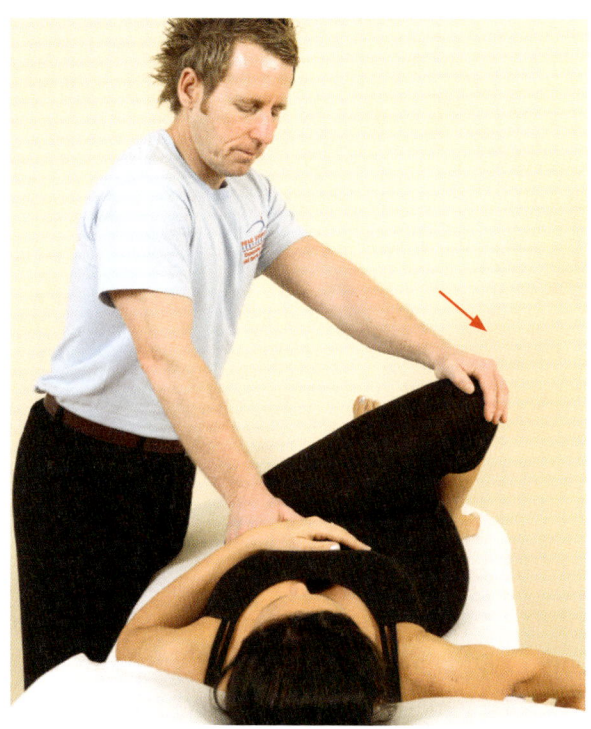

Figura 9.5. (b) El terapeuta aduce la pierna izquierda aún más y estabiliza la columna lumbar con la mano derecha.

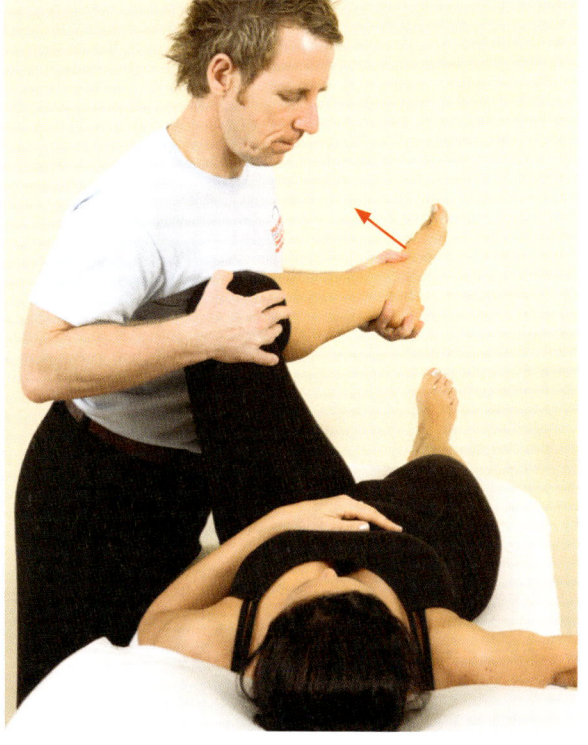

Figura 9.6. El terapeuta, controlando la pierna izquierda del paciente, intenta incentivar la flexión de la cadera, y, al mismo tiempo, rota externamente la cadera con algo de aducción. Esta técnica llevará al piramidal al punto de resistencia, pero será necesario afinar un poco más para conseguir la posición óptima.

Nota. **Se sabe que tras 60° de flexión de cadera, el piramidal cambia de rotador externo a rotador interno; esto se debe a sus fijaciones anatómicas. Por esta razón, verá, si mira con atención la fotografía, que la cadera izquierda del paciente se coloca en una posición de rotación externa. Esto alargará el piramidal, ya que la cadera izquierda puede flexionarse más de 60°.**

Desde el punto de resistencia, se le pide al paciente que aleje la rodilla hacia el abdomen del terapeuta. Esto inducirá una contracción del piramidal. Tras una contracción de 10 segundos, en la fase de relajación, el terapeuta debe rotar internamente aún más la cadera mientras aplica una leve aducción de cadera.

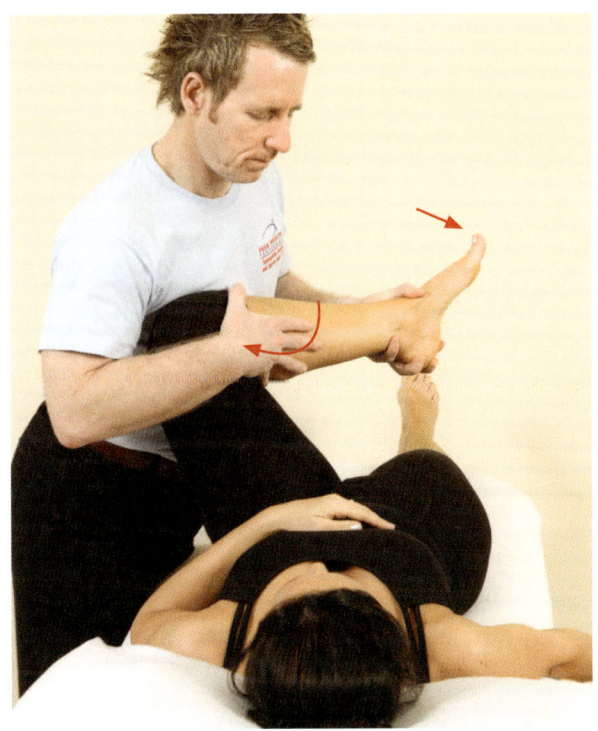

Figura 9.7. El terapeuta incentiva una mayor rotación de la cadera izquierda utilizando su pecho y mano.

AVISO. El nervio ciático de una de cada cinco personas cruza su músculo piramidal. Esto puede provocar dolor en nalgas y piernas, pero, por lo general, no hay lumbalgia, así que asegúrese de descartar patologías discales cuando evalúe el piramidal.

Cuadrado lumbar

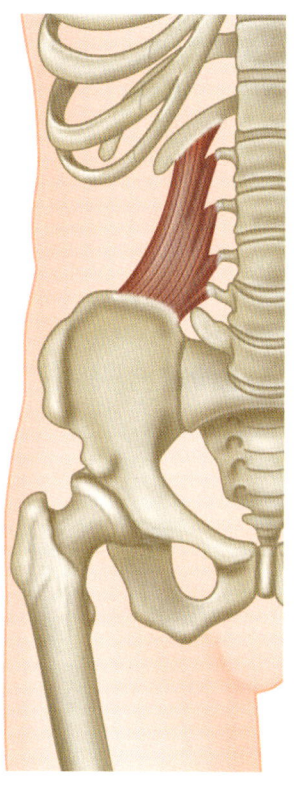

Origen

Cresta ilíaca. Ligamento iliolumbar (el ligamento que va de la quinta vértebra lumbar al ilion).

Inserción

Duodécima costilla. Apófisis transversas de las cuatro vértebras lumbares superiores (L1-L4).

Acción

Flexiona lateralmente la columna vertebral. Fija la duodécima costilla durante las respiraciones profundas (p. ej., ayuda a estabilizar el diafragma de los cantantes que ejercitan el control vocal). Ayuda a extender la parte lumbar de la columna vertebral y le da estabilidad lateral.

Inervación

Ramas ventrales del nervio subcostal y los tres o cuatro nervios lumbares superiores (T12, LI, L2, L3).

Evaluación del cuadrado lumbar

Según mi experiencia, la prueba de la flexión lateral estando de pie es relativamente buena para detectar tensión en el CL.

El paciente debe permanecer de pie, erguido, y mantener una posición neutra de la columna lumbar. Partiendo de esta posición, se le pide al paciente que se incline a la izquierda, como se muestra en la figura 9.8, y que, mientras se inclina, deslice su mano izquierda por la parte exterior de su pierna izquierda. Cuando se alcanza el punto de resistencia (es decir, cuando el terapeuta lo sienta palpando el lado derecho del CL mientras el paciente se inclina a la izquierda), el dedo corazón izquierdo del paciente debería estar tocando la cabeza del peroné del lado izquierdo.

Si el dedo corazón queda cerca o toca la cabeza del peroné, el CL del lado derecho (contralateral) se clasifica como normal; si hay una restricción, el CL del lado derecho se clasifica como tenso.

Por favor, tenga en cuenta que esta prueba no es concluyente a la hora de determinar un acortamiento del CL, ya que son muchos los factores de la columna lumbar que pueden afectar el resultado general. Por ejemplo, cualquier dolor discal o de articulación facetaria podría afectar durante esta prueba y dar un falso resultado positivo.

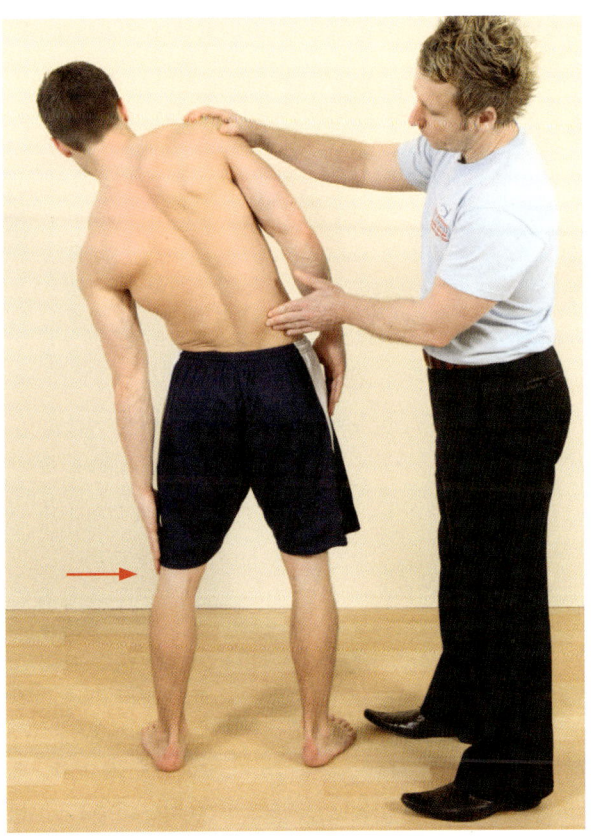

Figura 9.8. La mano izquierda se aproxima a la cabeza del peroné si el CL derecho es normal.

Tratamiento TEM del cuadrado lumbar

Método de la RPI

El paciente debe colocarse en la posición de la banana, es decir, debe tumbarse con el costado en decúbito supino, la mano derecha bajo la cabeza y la pierna derecha sobre su pierna izquierda. La pierna izquierda sigue el borde la camilla, como se muestra en la figura 9.9.

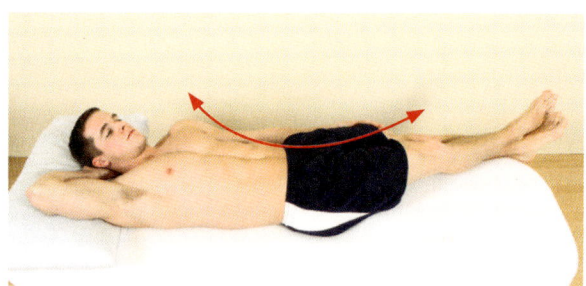

Figura 9.9. El CL está levemente en el punto de resistencia.

Una vez que el paciente se encuentra en esa posición, el terapeuta debe colocar su mano derecha bajo la cabeza del paciente y mecer la axila derecha. La mano izquierda del terapeuta estabiliza la pelvis izquierda del paciente.

Desde esta posición, el paciente debe doblar el costado hacia la derecha contra resistencia aplicada en la axila con la mano derecha del terapeuta (figura 9.10). Esto inducirá una contracción del CL derecho.

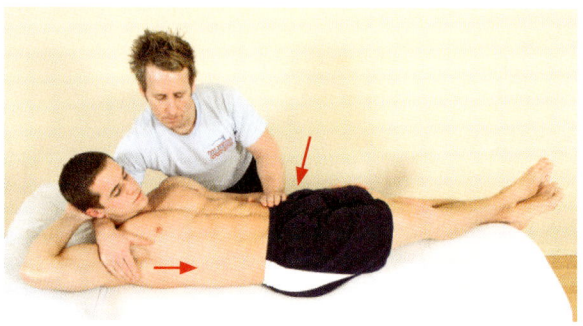

Figura 9.10. El paciente dobla el costado hacia la derecha mientras la mano izquierda del terapeuta estabiliza la pelvis izquierda del paciente.

Tras una contracción de 10 segundos, en la fase de relajación, el terapeuta induce una mayor curva del costado hacia la izquierda, lo que alargará el CL de la derecha.

Método de la IR

La posición del paciente y el procedimiento son similares a los explicados para el método de la RPI; la única diferencia es que, cuando el terapeuta incentiva el nuevo punto de resistencia, el paciente debe llevar su mano izquierda hacia su pierna izquierda (figura 9.11). Esto inducirá una contracción del CL izquierdo y hará que el CL derecho se relaje gracias a la IR, lo que permite que se produzca el alargamiento.

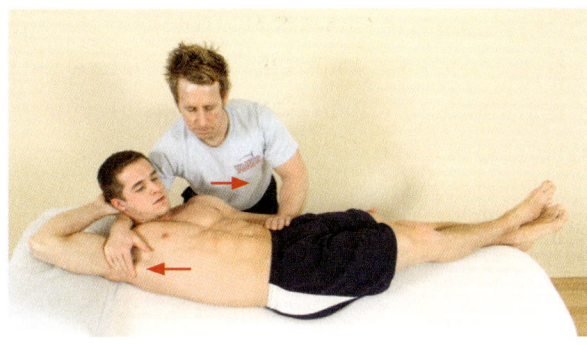

Figura 9.11. El terapeuta ayuda a doblar el costado a la izquierda.

TEM alternativas para el cuadrado lumbar

En la primera TEM alternativa, el paciente debe tumbarse sobre el costado, con la pierna izquierda fuera de la camilla, como se puede ver en la figura 9.12. El terapeuta estabiliza la región lumbar con su mano derecha y controla la pierna izquierda del paciente con la mano izquierda. A continuación, el paciente debe abducir la pierna izquierda contra resistencia aplicada por el terapeuta con la mano izquierda; esto inducirá una contracción del CL izquierdo.

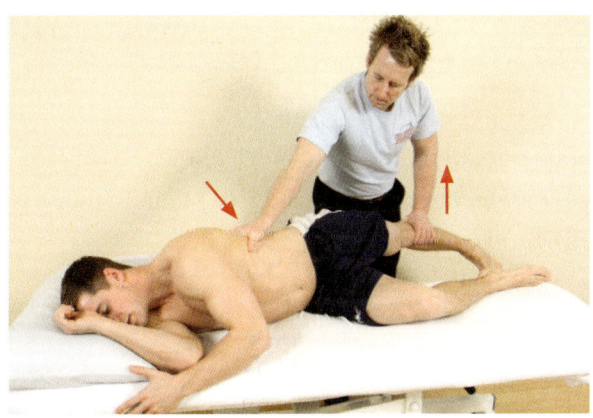

Figura 9.12. El paciente abduce la pierna izquierda mientras el terapeuta estabiliza la región lumbar con su mano derecha.

Tras una contracción de 10 segundos, en la fase de relajación, el terapeuta aduce lenta y pasivamente aún más la pierna izquierda mientras estabiliza la región lumbar del paciente (figura 9.13). Esto alargará el CL del lado izquierdo.

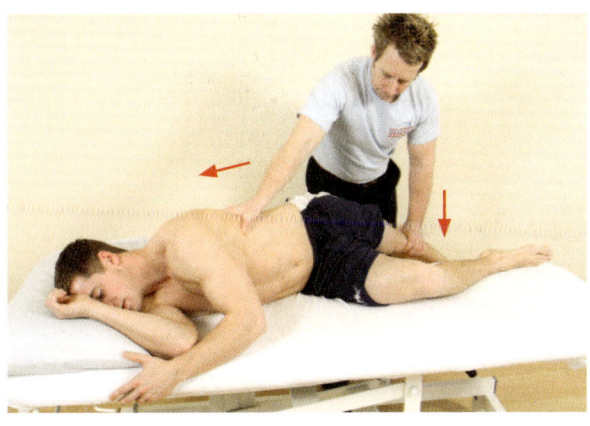

Figura 9.13. El terapeuta estabiliza la región lumbar y aplica suavemente presión cefálica mientras incentiva la aducción de la pierna izquierda.

La segunda TEM alternativa se realiza con el paciente tumbado de costado en el extremo caudal de la camilla, con la pierna izquierda fuera de la camilla, como se muestra en la figura 9.14. El terapeuta debe colocarse sobre la pierna izquierda del paciente y sujetarla suavemente con los muslos; el terapeuta también debe estabilizar la región lumbar de aquel con la mano derecha.

A continuación, el paciente debe abducir la pierna izquierda contra resistencia aplicada por los muslos del terapeuta; esto inducirá una contracción del CL izquierdo.

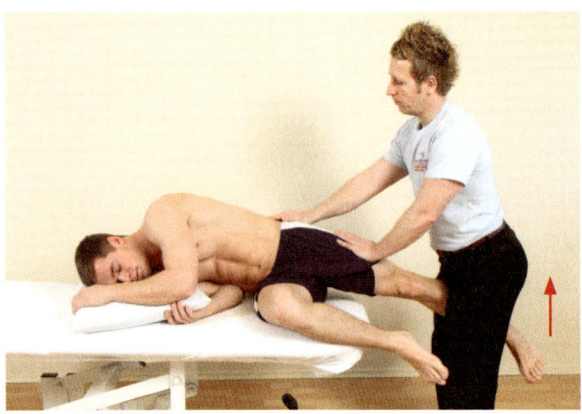

Figura 9.14. El paciente abduce la pierna contra resistencia aplicada por los muslos del terapeuta.

Tras una contracción de 10 segundos, en la fase de relajación, el terapeuta aduce lenta y pasivamente aún más la pierna izquierda del paciente, agachándose lentamente mientras al mismo tiempo mece la cresta ilíaca de aquel. Esto alargará el CL del lado izquierdo.

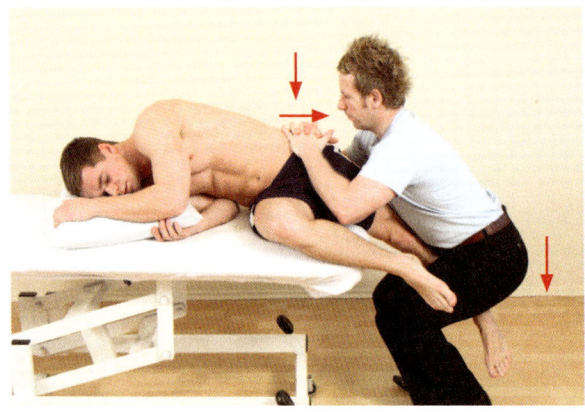

Figura 9.15. El terapeuta mece la cresta ilíaca y aplica presión caudal mientras se agacha lentamente, y alarga el CL.

AVISO. El CL puede volverse hiperactivo y, subsecuentemente, acortarse si el glúteo medio contralateral está débil.

NOTAS

Psoasilíaco: psoas mayor e ilíaco

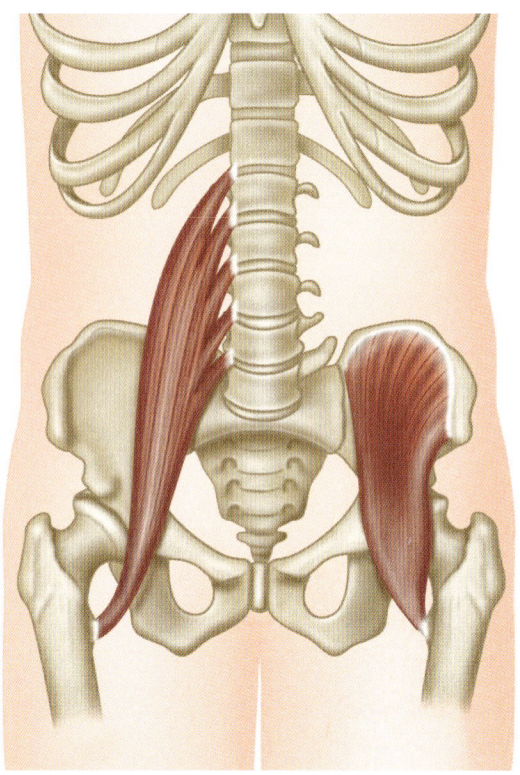

Origen

Psoas mayor. Apófisis transversas de todas las vértebras lumbares (L1-L5). Cuerpos de la duodécima vértebra torácica y de todas las vértebras lumbares (T12-L5). Discos intervertebrales por encima de cada vértebra lumbar.

Ilíaco. Dos tercios superiores de la fosa ilíaca. Ligamentos anteriores de las articulaciones lumbosacras y sacroilíacas.

Inserción

Trocánter menor del fémur.

Acción

Flexor principal de la articulación de la cadera. Ayuda a la rotación lateral de la cadera. Actuando desde su inserción, flexiona el tronco, como al sentarse desde decúbito supino.

Inervación

Psoas mayor. Ramas ventrales de los nervios lumbares (L1, L2, L3, L4).
Ilíaco. Nervio femoral (L1, L2, L3, L4).

Evaluación del psoasilíaco

Prueba de Thomas modificada

El paciente debe tumbarse boca arriba en el borde de la camilla y sujetar su rodilla izquierda. Mientras rueda hacia atrás, debe tirar de su rodilla izquierda todo lo que pueda hacia su pecho, como se muestra en la figura 9.16. La flexión total de la cadera incentiva la rotación posterior total de la pelvis y ayuda a aplanar la lordosis.

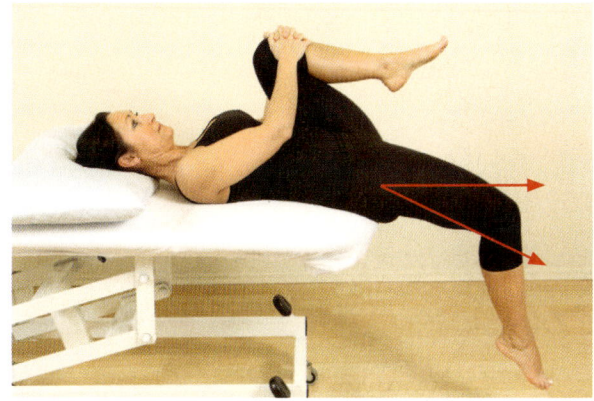

Figura 9.16. La rodilla está por debajo del nivel de la cadera, lo que indica una longitud normal del psoas.

Desde esta posición, el terapeuta debe evaluar dónde se encuentra la rodilla derecha del paciente en relación con la cadera derecha. Esta rodilla debería quedar justo por debajo del nivel de la cadera; en la figura 9.16 se puede ver la longitud normal del psoasilíaco derecho.

En la figura 9.17, el terapeuta muestra con sus brazos la posición de la cadera derecha en comparación con la de la rodilla derecha. Se puede ver que la cadera está en posición flexionada, lo que confirma la tensión del psoasilíaco derecho en este caso.

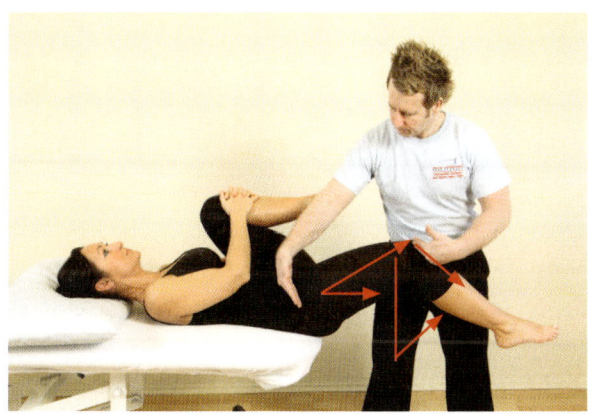

Figura 9.17. Aquí también se puede ver que la pantorrilla derecha está en extensión, lo que indica un acortamiento del recto femoral derecho (véase el capítulo 8).

Nota. En la figura 9.17 también se puede ver que la pantorrilla derecha está en extensión, lo que indica un acortamiento del recto femoral derecho (véase el capítulo 8).

También desde la posición de la prueba de Thomas modificada, el terapeuta puede aplicar una abducción de la cadera, como se muestra en la figura 9.18, y una aducción de la cadera, como se ve en la figura 9.19. Por lo general, se acepta como normal un arco de movimiento de 10-15° en ambos planos partiendo desde la posición de Thomas modificada.

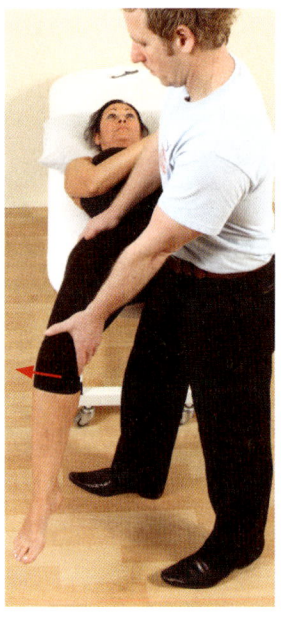

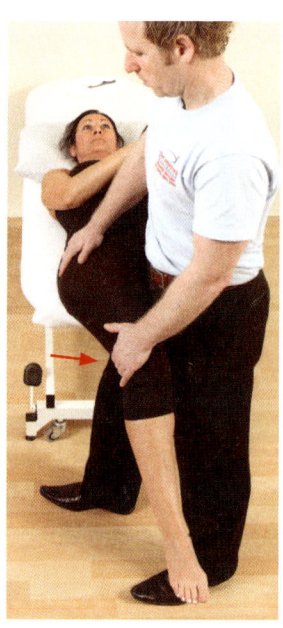

Figura 9.18. Abducción para indicar aductores tensos.

Figura 9.19. Aducción para indicar un TFL/TIT tenso.

Si la abducción de la cadera está restringida, es decir, si el punto de resistencia aparece en un ángulo inferior a 10-15°, los músculos del grupo aductor están acortados; si la aducción está restringida, el TIT y el TFL están en posición acortada.

Tratamiento TEM del psoasilíaco

El paciente debe adoptar la misma posición que en la prueba descrita anteriormente. Después de colocar el pie del paciente a su lado, el terapeuta debe aplicar presión para inducir la flexión completa de la cadera izquierda de aquel. Estabilizando la cadera derecha del paciente con la mano derecha, el terapeuta debe poner su mano izquierda justo por encima de la rodilla derecha del paciente. A continuación, este debe flexionar la cadera contra resistencia durante 10 segundos, como se muestra en la figura 9.20.

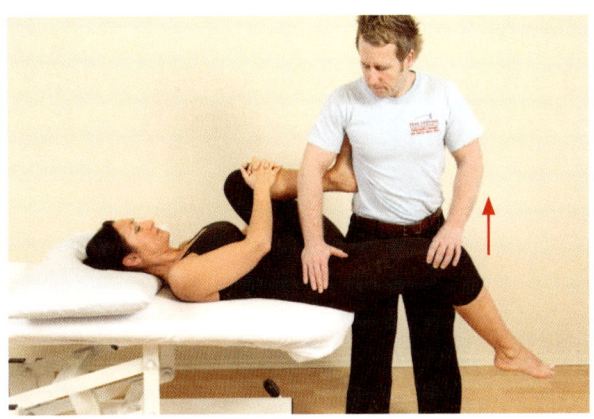

Figura 9.20. El paciente flexiona la cadera derecha contra resistencia ejercida por el terapeuta. Este estabiliza la cadera derecha con su mano derecha.

Tras la contracción isométrica, en la fase de relajación, el terapeuta aplica lentamente presión hacia abajo. Esto provocará la extensión pasiva de la cadera y hará que el psoas derecho se alargue, como se muestra en la figura 9.21. La gravedad también interviene en esta técnica, ya que ayuda al alargamiento del psoas.

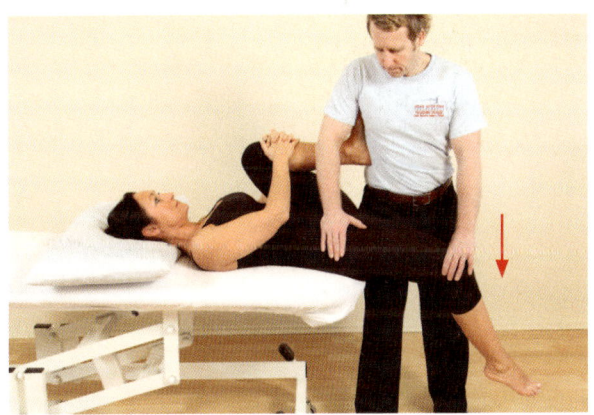

Figura 9.21. El terapeuta extiende pasivamente la cadera para alargar el psoas con ayuda de la gravedad.

Desde la posición flexionada mostrada en la figura 9.22, es posible aplicar una forma alternativa de contraer el psoasilíaco. Suele utilizarse si la forma original de activar el psoasilíaco provoca incomodidad en el paciente. Al permitir que la cadera se flexione más, el psoasilíaco se afloja, lo que ayuda a la contracción y permite reducir la incomodidad.

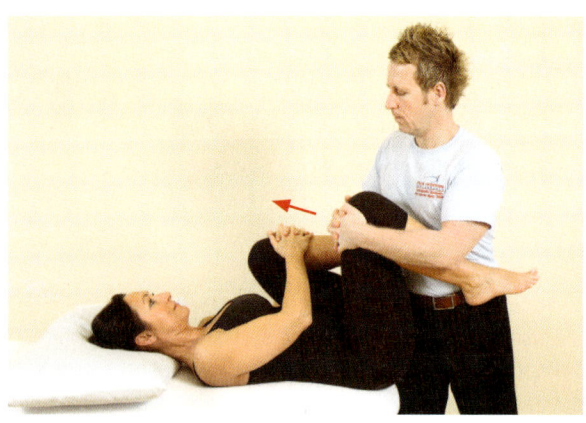

Figura 9.22. Desde la posición flexionada, el paciente también debe oponer resistencia a la flexión de la cadera.

A continuación, el paciente debe flexionar la cadera contra resistencia aplicada por la mano izquierda del terapeuta, como se muestra en la figura 9.22. Tras una contracción de 10 segundos, en la fase de relajación, el terapeuta alarga el psoasilíaco llevando la cadera a una posición extendida, como se indica en la figura 9.23.

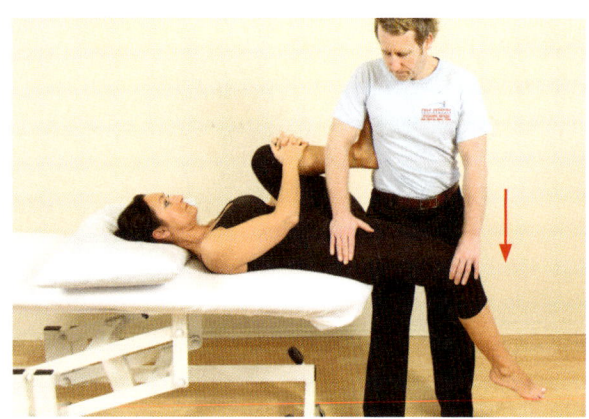

Figura 9.23. Alargamiento del psoas derecho.

AVISO. Al psoas mayor también se le conoce como filet mignon, *que es una parte de la vaca que se extrae del lomo. Un acortamiento bilateral del psoas puede hacer que la pelvis se incline anteriormente y que la columna lumbar adopte una posición de hiperlordosis. Esto puede provocar la compresión de las articulaciones facetarias y, como consecuencia, lumbalgia en el paciente.*

Nota. Si se realizan abdominales completos de forma regular, el músculo psoas es el que se utiliza predominantemente. Las repeticiones de abdominales harán que el psoas se fortalezca y tense, lo que provocará que los abdominales se debiliten; esto puede hacer que el paciente siga padeciendo lumbalgia.

Para comprobar la afectación del psoas, pida a su paciente que se tumbe boca arriba con las rodillas dobladas. Sujete los tobillos del paciente y pídale que realice una flexión dorsal de los tobillos mientras ofrece resistencia al movimiento. Esto estimulará la musculatura de la cadena anterior, incluido el psoas, que forma parte de esta cadena. A continuación, el paciente puede realizar un abdominal (aquellos que estén en mejor forma, podrán hacer varios abdominales).

Para desactivar o apagar el psoas, pida al paciente que realice una flexión plantar de los tobillos (en vez de una flexión dorsal) o que apriete los glúteos. Cualquiera de estas acciones estimula la musculatura de la cadena posterior, lo que hace que el psoas se desactive, ya que la activación de los glúteos hace que el psoas se relaje gracias a la inhibición recíproca. En ese momento, si se le pide al paciente que haga un abdominal, se verá que el movimiento le resulta del todo imposible, lo que confirma que el psoas es, en general, el agonista principal de un abdominal completo.

Erector de la columna

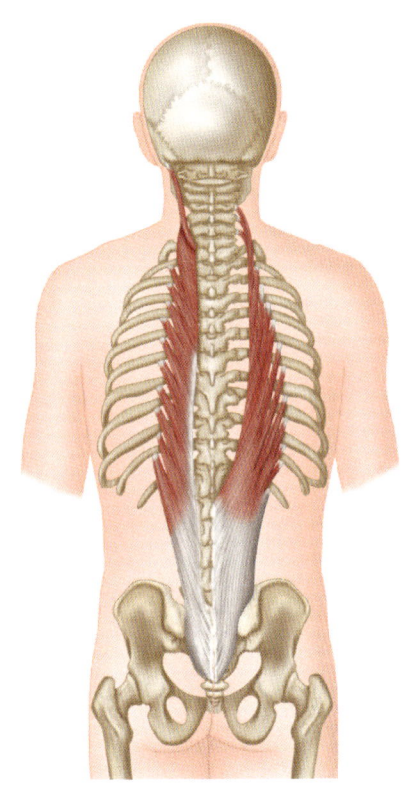

Origen

Tiras de músculo que salen del sacro. Cresta ilíaca. Apófisis transversas y espinosas de las vértebras. Costillas.

Inserción

Costillas. Apófisis transversas y espinosas de las vértebras. Hueso occipital.

Acción

Extiende y flexiona lateralmente la columna vertebral (es decir, la dobla hacia atrás y hacia los lados). Ayuda a mantener la curvatura correcta de la columna en posiciones erguidas y sentadas. Afianza la columna vertebral en la pelvis cuando se anda.

Inervación

Ramos dorsales de los nervios vertebrales cervicales, torácicos y lumbares.

Evaluación del erector de la columna

En las figuras 9.24-9.27 se muestra una prueba para identificar tensión en los músculos erectores de la columna utilizando la misma posición que para la prueba de sentarse y estirarse. Tenga en cuenta que esta prueba identificará si hay tensión en los isquiotibiales, el gastrocnemio y el sóleo, así como en los músculos erectores de la columna.

La prueba se realiza con el paciente sentado en una posición larga. El paciente debe inclinarse hacia delante, con las manos estiradas como para intentar tocarse los dedos de los pies, como se indica en la figura 9.24. Si puede hacerlo y, al mismo tiempo, el tobillo puede flexionarse dorsalmente a 90°, lo más probable es que la longitud de todos los músculos de la región lumbar, isquiotibiales, gastrocnemio y sóleo sea normal.

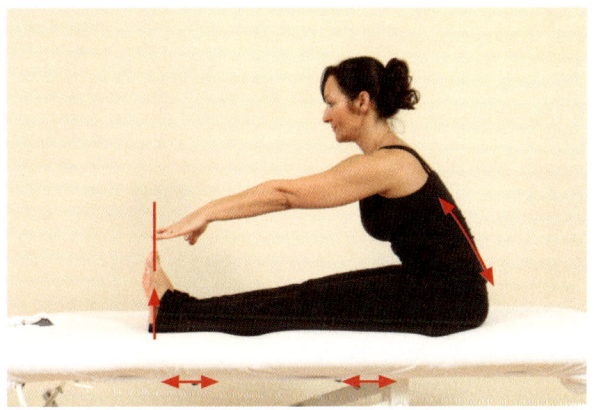

Figura 9.24. El paciente demuestra una longitud normal de todos los músculos de la región lumbar, isquiotibiales, gastrocnemio y sóleo.

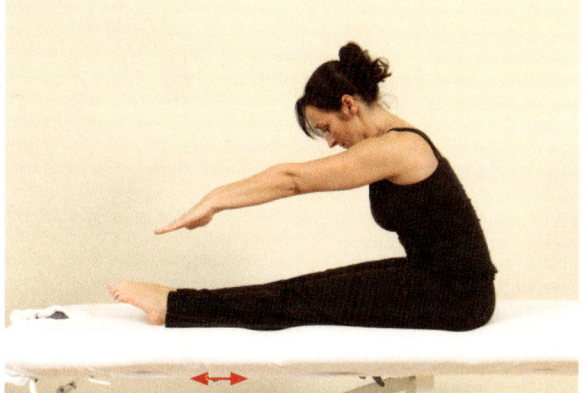

Figura 9.25. El paciente puede llegar a los dedos de los pies con los dedos de las manos, pero sus tobillos están en flexión plantar (con las puntas hacia abajo), lo que indica tensión en el gastrocnemio y el sóleo.

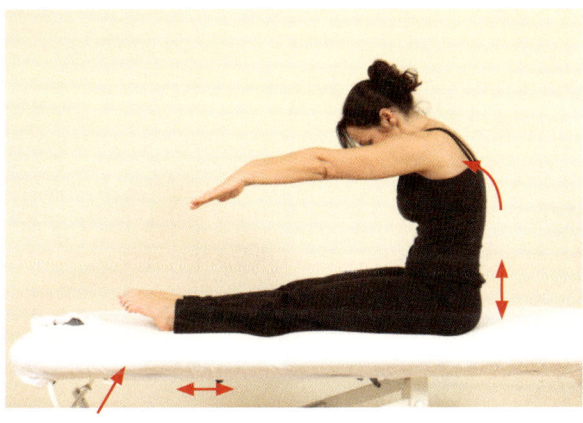

Figura 9.26. El paciente no puede tocarse los dedos de los pies y la región lumbar no parece flexionarse en una posición curvada natural, así que podemos asumir que los músculos del erector de la columna están acortados. También hay que tener en cuenta que los tobillos están en flexión plantar, lo que indica tensión en el gastrocnemio y el sóleo.

En la figura 9.27a se muestra la incapacidad del paciente para tocarse los dedos de los pies, aunque tenga la región lumbar algo redondeada. El paciente sentirá tensión en la parte posterosuperior de la pierna, lo que indica un acortamiento de los isquiotibiales. Al tener los isquiotibiales acortados, la pelvis adoptará una posición rotada posteriormente, y cuando esto ocurre, la columna lumbar sólo es capaz de flexionarse levemente. Esta situación comprometerá y cargará el disco intervertebral, lo que puede acabar produciendo dolor.

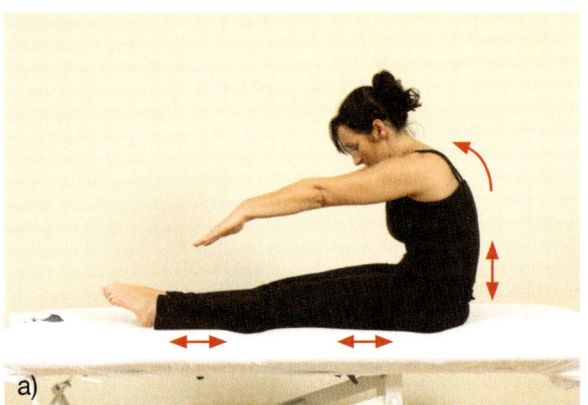 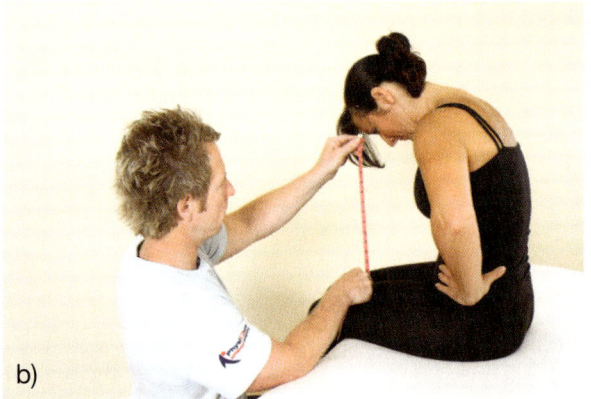

Figura 9.27. (a) Músculos de la región lumbar, isquiotibiales y gastrocnemio tensos. (b) La medición se hace desde la frente al muslo, antes del tratamiento.

En la figura 9.27a también percibirá que los tobillos están en flexión plantar, lo que indica tensión en el gastrocnemio y en el sóleo.

Prueba específica para evaluar la longitud del erector de la columna lumbar

El paciente debe sentarse en el extremo de la camilla, bajar el mentón hacia su pecho y seguir flexionándose hacia abajo, vértebra a vértebra. El terapeuta palpa la parte superior de la cresta ilíaca y la EIPS del paciente con los pulgares, y cuando siente que la tensión muscular aumenta en sus manos, ya se ha completado la prueba. Una medición de más de 15 cm desde la frente del paciente a la parte superior de las rodillas indica un erector de la columna lumbar tenso (figura 9.27b).

Tratamiento TEM del erector de la columna lumbar

El paciente debe colocarse en decúbito prono con una almohada bajo el abdomen. El terapeuta debe colocar su mano izquierda en la parte baja de la columna torácica y su mano derecha en el sacro del paciente, como se muestra en la figura 9.28a. A continuación se le pide al paciente que despegue los hombros de la camilla para contraer el erector de la columna lumbar (figura 9.28a).

Tras una contracción de 10 segundos, en la fase de relajación, el terapeuta debe llevar su mano izquierda a una posición más cefálica y su mano derecha a una posición más caudal. Esta separación de las manos del terapeuta incentivará el alargamiento del erector de la columna lumbar (figura 9.28b). Una vez aplicada una TEM para el erector de la columna, el terapeuta puede volver a evaluar la longitud de estos músculos para ver si han experimentado alguna mejoría, como se puede ver en la figura 9.28c.

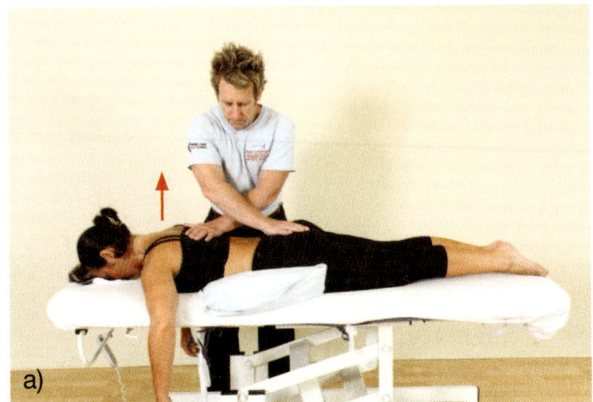

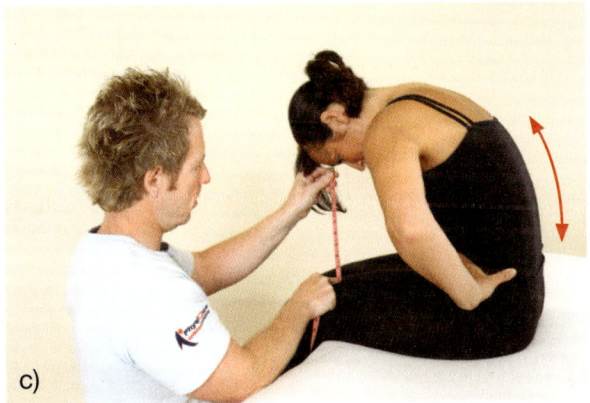

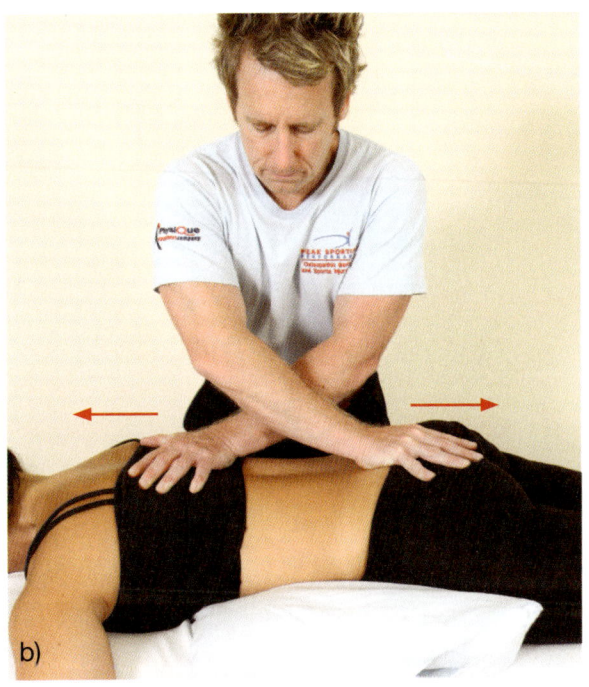

Figura 9.28. Tratamiento TEM del erector de la columna lumbar. (a) Posición de las manos del terapeuta mientras el paciente levanta los omóplatos para contraer los músculos. (b) El terapeuta separa las manos para incentivar el alargamiento del erector de la columna del paciente. (c) Se vuelve a realizar una medición tras el tratamiento TEM; se consigue una mayor longitud del erector de la columna tras el tratamiento.

AVISO. En caso de síndrome cruzado inferior (el paciente tiene una inclinación anterior de la pelvis), por lo general el erector de la columna lumbar está acortado. La consecuencia de este acortamiento muscular es que la columna lumbar se ve obligada a aumentar su lordosis y eso provoca lumbalgia.

Pruebas específicas para evaluar la debilidad muscular

Hay muchos libros sobre pruebas musculares, pero a mí me gustaría centrarme en algunos músculos que pueden debilitarse como resultado de una tensión específica. Sin embargo, cuando digo que un músculo está débil, quizá no sea el caso para ciertos músculos. Por ejemplo, parte de este capítulo tratará sobre el patrón de activación para la extensión de la cadera y buscaremos específicamente una secuencia de activación "incorrecta", es decir, un músculo que tarda más en contraerse. Esto no significa necesariamente que el músculo esté débil; simplemente puede indicar que se activa en el orden incorrecto. Si, por ejemplo, evalúo la fuerza del glúteo mayor y el resultado es que no se activa correctamente (es decir, se contrae en una secuencia incorrecta), puedo asumir que este músculo está débil. Sin embargo, si aíslo y evalúo la fuerza específicamente del glúteo mayor, probablemente el resultado sea que es normal (escala sobre 5 en la tabla 10.1).

Tabla 10.1. Escala muscular de fuerza motora.

Escala	Descripción
0	Sin movimiento muscular
1	Movimiento muscular visible, pero sin movimiento en la articulación
2	Movimiento en la articulación, pero no contra la gravedad
3	Movimiento contra la gravedad, pero no contra resistencia añadida
4	Movimiento contra resistencia, pero menos de lo normal
5	Fuerza normal

Como puede recordar, en capítulos anteriores hemos hablado de dos tipos principales de músculos: posturales y fásicos. He descrito la mayoría de los músculos posturales, ya que tienen tendencia a acortarse y tensarse. En este capítulo, nos centraremos en los músculos fásicos: los músculos de fuerza tienen tendencia a alargarse y debilitarse.

Janda (1983) demostró que alargar los tejidos tensos y acortados del erector de la columna hace que el recto del abdomen se alargue y debilite, aparentemente, para contraerse con mayor eficacia. Este estudio prueba que es más adecuado "alargar antes que fortalecer". Si aplica esta simple premisa, podrá ayudar adecuadamente a sus pacientes.

Este capítulo se centrará en ciertos músculos que podrían haberse alargado y, a continuación, debilitado como resultado del acortamiento de los músculos antagonistas para adaptarse. La ley de Sherrington de la inhibición recíproca confirma parte de este proceso, y explica qué puede causar esto y hacer que los músculos fásicos se alarguen.

Los siguientes músculos se evaluarán y tratarán en caso de debilidad:

- Glúteo mayor (Gmayor)
- Glúteo medio (Gmed)
- Serrato anterior
- Fibras inferiores del trapecio

FORMULARIO DE EVALUACIÓN DE DEBILIDADES MUSCULARES

Nombre del paciente:

Claves: I = Igual

D/I = Debilidad en el lado izquierdo o derecho

Músculos	Fecha:	Fecha:	Fecha:
Glúteo mayor			
Glúteo medio			
Fibras posteriores del glúteo medio			
Serrato anterior			
Fibras inferiores del trapecio			

Glúteo mayor (Gmayor)

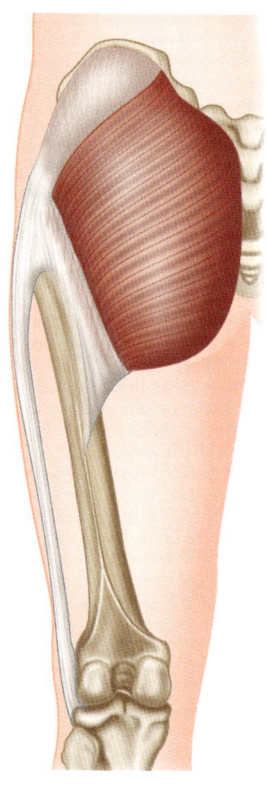

Origen
Superficie exterior del ilion, detrás de la línea glútea posterior, y parte del hueso superior y posterior. Superficie posterior adyacente del sacro y el cóccix. Ligamento sacrotuberoso. Aponeurosis del erector de la columna.

Inserción
Fibras profundas de la porción distal. Tuberosidad glútea del fémur.
Fibras restantes. Tracto iliotibial de la fascia lata.

Acción
Fibras superiores. Rotan lateralmente la articulación de la cadera. Pueden ayudar en la abducción de la articulación de la cadera.
Fibras inferiores. Extienden y rotan lateralmente la articulación de la cadera (extensión enérgica al correr o ponerse de pie estando sentado). Extienden el tronco. Ayudan en la abducción de la articulación de la cadera.
A través de su inserción en el tracto iliotibial, ayuda a estabilizar la extensión de la rodilla.

Inervación
Nervio glúteo inferior, L5, S1, S2.

Función del glúteo mayor

Desde el punto de vista funcional, el Gmayor cumple varias funciones clave en el control de la relación entre la pelvis, el tronco y el fémur. Este músculo es capaz de abducir y rotar lateralmente la cadera, lo que ayuda a controlar el alineamiento de la rodilla con la extremidad inferior. Por ejemplo, para subir por unas escaleras, el Gmayor rota lateralmente y abduce la cadera para mantener la extremidad inferior en un alineamiento óptimo, y, al mismo tiempo, la cadera se extiende para llevar el cuerpo hacia arriba, al siguiente escalón. Cuando el Gmayor está débil o se activa incorrectamente, la rodilla puede desviarse medialmente y la pelvis también puede inclinarse lateralmente.

El Gmayor también interviene en la estabilización de las articulaciones sacroilíacas (ASI) y se ha descrito como uno de los músculos del cierre de fuerza. Algunas de las fibras del Gmayor están fijadas al ligamento sacrotuberoso y a la fascia toracolumbar, que es un tejido conectivo muy fuerte y no contráctil que se tensiona con la activación de los músculos conectados a ella. Una de las conexiones de esta fascia es el dorsal ancho. El Gmayor forma equipo con el dorsal ancho contralateral a través de la fascia toracolumbar; a esta conexión se la conoce como sistema estabilizador oblicuo posterior. Este sistema aumenta la fuerza de compresión sobre la articulación sacroilíaca cuando se carga peso sobre una sola pierna durante el ciclo de la marcha.

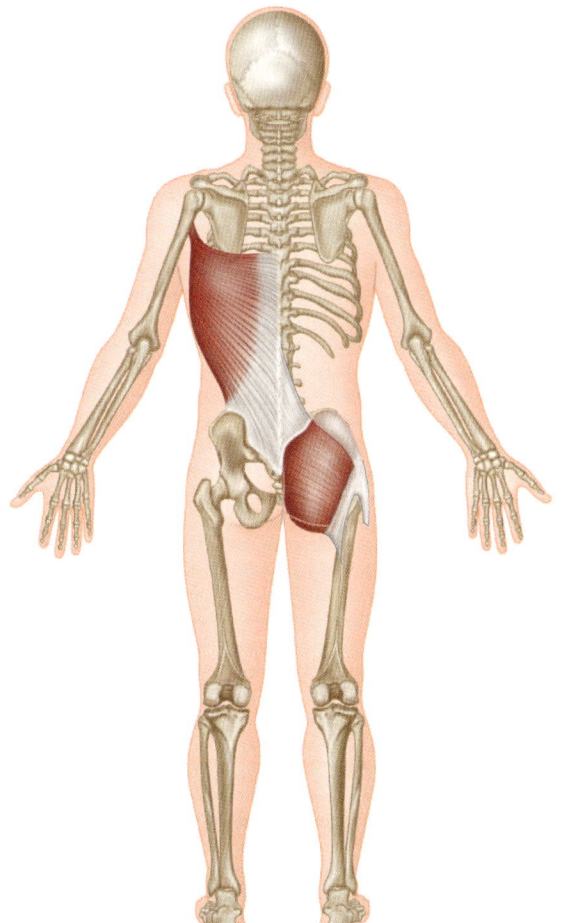

Sistema estabilizador oblicuo posterior

El sistema estabilizador oblicuo posterior consta de:

Glúteo mayor
Dorsal ancho contralateral
Fascia toracolumbar

Figura 10.1. Sistema estabilizador oblicuo posterior.

La activación incorrecta o la debilidad del Gmayor reducen la eficacia del sistema estabilizador oblicuo posterior, lo que predispone a las ASI a lesiones. Como consecuencia, el cuerpo intentará compensar esta debilidad aumentando la tensión a través de la fascia toracolumbar, aumentando a cambio la activación del dorsal ancho contralateral. Como sucede con cualquier mecanismo de compensación, la "estructura afecta la función" y la "función afecta la estructura". Esto significa que otras áreas del cuerpo se verán afectadas: los mecanismos del hombro se ven alterados debido a la fijación del dorsal ancho al húmero y la escápula. Si el dorsal ancho está especialmente activo debido a la compensación, esto se refleja en que un hombro parece más bajo que el otro al subir o, incluso, al realizar un movimiento tipo estocada.

El Gmayor cumple una función significativa en el ciclo de la marcha, conjuntamente con los isquiotibiales. Justo antes de apoyar el talón, los isquiotibiales se activan, lo que incrementa la tensión en las ASI a través de la fijación al ligamento sacrotuberoso. Esta conexión ayuda al mecanismo de bloqueo de las ASI cuando se debe soportar carga. Desde que se clava el talón hasta el apoyo intermedio de la marcha, el Gmayor aumenta su activación y los isquiotibiales reducen la suya. El Gmayor aumenta significativamente la estabilización de las ASI durante las fases inicial e intermedia de la marcha a través de las fijaciones del sistema estabilizador oblicuo posterior.

La debilidad o activación incorrecta del Gmayor hacen que los isquiotibiales sigan activos durante todo el ciclo de la marcha para mantener la estabilidad de las ASI y la posición de la pelvis. La hiperactivación resultante de los isquiotibiales durante el ciclo de la marcha los somete a una tensión continua y anormal.

Prueba del patrón de activación de la extensión de cadera

En la figura 10.2 se indica el patrón de activación correcto para la extensión de la articulación de la cadera. La secuencia de activación muscular normal es:

1. Glúteo mayor
2. Isquiotibiales
3. Extensores lumbares contralaterales
4. Extensores lumbares ipsolaterales
5. Extensores toracolumbares contralaterales
6. Extensores toracolumbares ipsolaterales

Tenga en cuenta que lo ideal es que el glúteo mayor se active primero, seguido de los isquiotibiales, aunque se puede aceptar que ambos se activen simultáneamente.

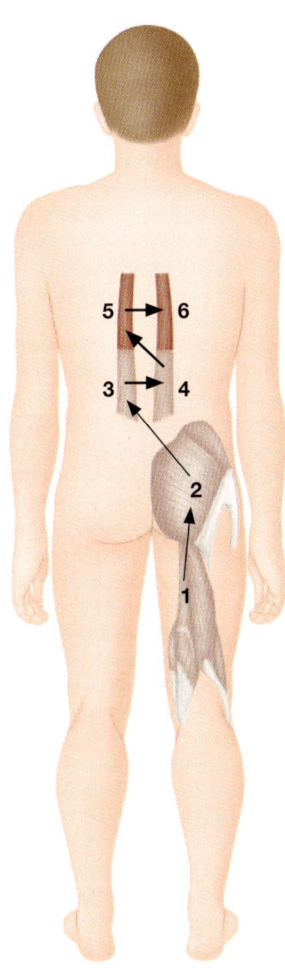

Secuencia de activación muscular

1. Isquiotibiales
2. Glúteo mayor
3. Extensores lumbares contralaterales
4. Extensores lumbares ipsolaterales
5. Extensores toracolumbares contralaterales
6. Extensores toracolumbares ipsolaterales

Cualquier grupo puede activarse primero normalmente

Figura 10.2. Patrón de activación correcto de la extensión de la articulación de la cadera.

La prueba del patrón de activación de la extensión de la cadera tiene una aplicación única. Imagínese que es un motor de seis cilindros: básicamente eso es nuestro cuerpo, un motor. El motor tiene una forma concreta de activarse y lo mismo es aplicable a nuestro cuerpo. Por ejemplo, el motor de un coche no activa sus cilindros en orden 1-2-3-4-5-6; los enciende siguiendo una secuencia como, por ejemplo, 1-3-5-6-4-2.

Si llevamos nuestro coche al taller y el mecánico coloca dos de los pistones delanteros en la parte trasera, el motor seguirá funcionando, pero no será demasiado eficiente; con el tiempo, el motor empezará a dar problemas. Nuestro cuerpo no es diferente; en nuestro caso, si nos mantenemos especialmente activos, pero tenemos un problema de activación incorrecta, nuestro cuerpo también acabará averiándose y experimentando dolor.

Secuencia 1

El terapeuta debe colocar sus dedos suavemente sobre los isquiotibiales y el glúteo mayor izquierdos del paciente (figura 10.3a y b) mientras el paciente eleva su pierna izquierda aproximadamente 5 centímetros por encima de la camilla (figura 10.4). El terapeuta debe intentar identificar qué músculo se activa primero y percibir la primera secuencia.

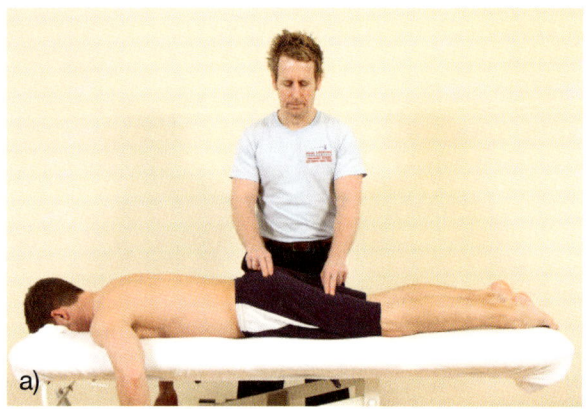

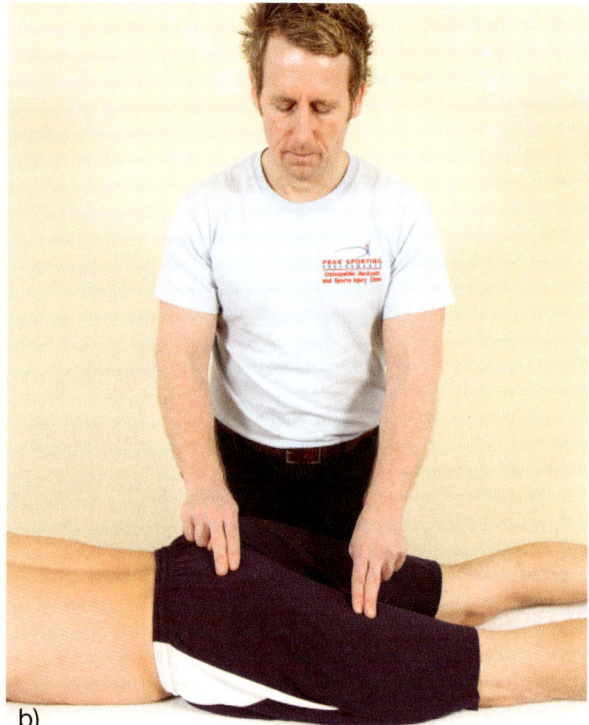

Figura 10.3. Secuencia 1. (a) El terapeuta palpa levemente los isquiotibiales y el Gmayor izquierdos del paciente. (b) Vista en primer plano de la posición de las manos del terapeuta.

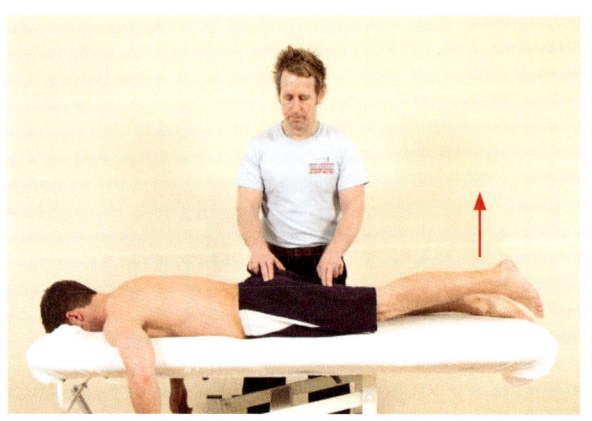

Figura 10.4. Secuencia 1. El paciente levanta de la camilla la pierna izquierda.

Secuencia 2

El terapeuta coloca sus pulgares suavemente sobre el erector de la columna del paciente y, a su vez, este levanta su pierna izquierda aproximadamente 5 centímetros por encima de la camilla (figuras 10.5 y 10.6). El terapeuta identifica y percibe qué músculo erector se activa primero.

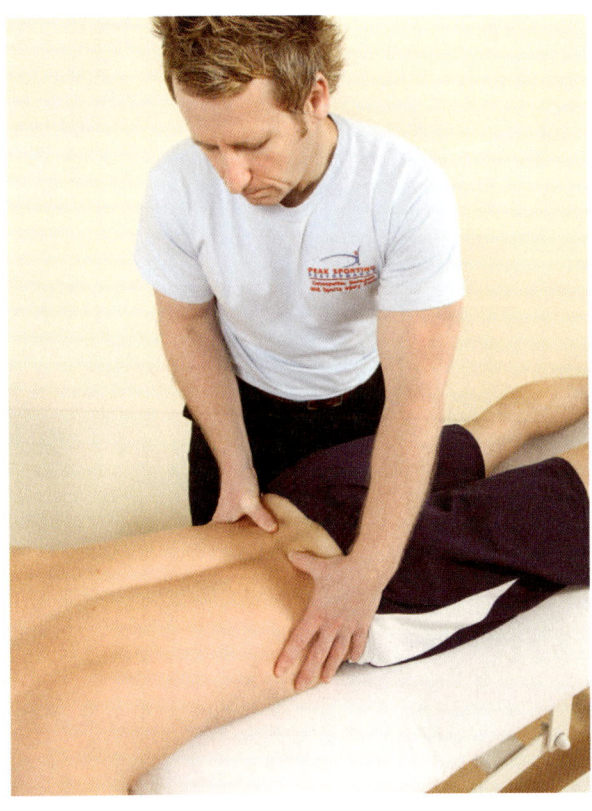

Figura 10.5. Secuencia 2. El terapeuta palpa levemente el erector de la columna del paciente.

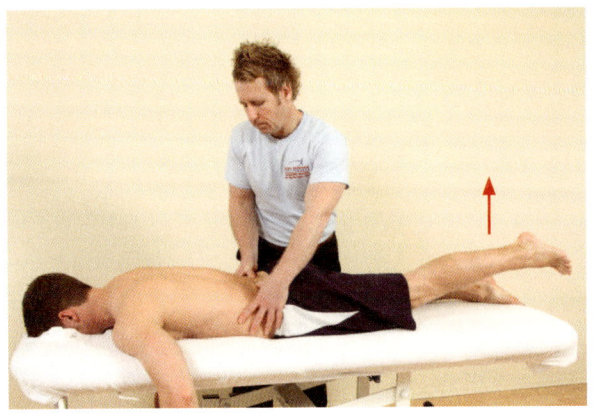

Figura 10.6. Secuencia 2. El paciente levanta de la camilla la pierna izquierda.

Una vez registrados los resultados de las secuencias 1 y 2 (véanse las tablas 10.2 y 10.3), el terapeuta tiene que identificar en qué orden se activan los músculos. La secuencia normal sería: (1) glúteo mayor, (2) isquiotibiales, (3) erector contralateral y, por último, (4) erector ipsolateral de la columna. Así que este sería el patrón de activación correcto.

Si, al palpar la secuencia 1, el glúteo mayor se activa primero, puede afirmar sin lugar a dudas que es correcta. Lo mismo se aplica a la secuencia 2; si el erector contralateral de la columna se contrae primero, también se trata de la secuencia correcta.

No obstante, si siente que los isquiotibiales son los primeros en la secuencia o que el erector ipsolateral de la columna ocupa el primer puesto en la secuencia y el glúteo mayor no se contrae, puede deducir que este patrón de activación no es el correcto. Si no se corrige esta disfunción de activación, el motor (nuestro cuerpo) empezará a averiarse y se formará un patrón compensatorio de la disfunción.

Tabla 10.2. Patrón de activación de la extensión de la cadera, lado izquierdo.

	1°	2°	3°	4°
Glúteo mayor	○	○	○	○
Isquiotibiales	○	○	○	○
Erector contralateral de la columna	○	○	○	○
Erector ipsolateral de la columna	○	○	○	○

Tabla 10.3. Patrón de activación de la extensión de la cadera, lado derecho.

	1°	2°	3°	4°
Glúteo mayor	○	○	○	○
Isquiotibiales	○	○	○	○
Erector contralateral de la columna	○	○	○	○
Erector ipsolateral de la columna	○	○	○	○

Según mi experiencia, los isquiotibiales y el erector ipsolateral de la columna suelen ser los primeros en contraerse y el glúteo mayor suele ser el cuarto de la secuencia. Así, el erector de la columna y los isquiotibiales se convierten en los músculos dominantes para ayudar a la cadera en un movimiento de extensión. Esto puede provocar una inclinación anterior excesiva de la pelvis que dé lugar a una hiperlordosis, lo que hace que las articulaciones facetarias inferiores se inflamen.

Para corregir la secuencia incorrecta, tendríamos que volver a los capítulos anteriores sobre las pruebas de longitud muscular y utilizar las TEM para tratar los tejidos acortados y tensos. El objetivo de este libro hasta ahora ha sido identificar las estructuras de tejidos blandos con tendencia a acortarse y tensarse. Ya hemos visto por qué los músculos antagonistas pueden alargarse y debilitarse; esto es aplicable al Gmayor y, como veremos más adelante en este mismo capítulo, al glúteo medio (Gmed), ya que ambos forman parte del grupo muscular fásico. La respuesta no es fortalecer los llamados músculos "débiles", ya que un plan de ejercicios basado en la fuerza no ayudaría a estos músculos a recuperar su fuerza muscular.

¿Recuerda cuáles son los músculos antagonistas del Gmayor? Bien, el Gmayor es un poderoso extensor de la cadera, así que tienen que ser los flexores de la cadera; los principales músculos responsables de flexionar la cadera son el psoas, el recto femoral y los aductores. Una forma de incentivar el patrón de activación correcto es identificar la longitud de los flexores de la cadera; si se descubre que son cortos, se puede utilizar una TEM para ayudar a normalizar la longitud en reposo de estas estructuras acortadas. Esta teoría del alargamiento de las estructuras acortadas puede aplicarse durante, aproximadamente, dos semanas; si el patrón de activación no mejora durante este período, pueden incorporarse los protocolos de fortalecimiento para el Gmayor al plan de tratamiento.

Nota. El patrón de activación de los músculos 5 y 6 no se ha tratado en este capítulo porque es necesario asegurarse de que se establece el orden de activación correcto de los músculos 1 a 4. También he visto que cuando se corrige la secuencia de activación de los músculos 1-4, el patrón de activación de los músculos 5 y 6 se corrige por sí solo y tiende a seguir el patrón de activación normal.

Tabla 10.4. Resumen del Gmayor. Reproducción de Etphinston, J. Sport, Stability and Performance Movement: Great Technique without Injury. *Lotus Publishing, 2008.*

El atleta se presenta con	¿Qué puede implicar?	Hallazgos probables
Músculos isquiotibiales o paravertebrales lumbares tensos/doloridos	Patrón de activación de los músculos de la cadena posterior incorrecto	Debilidad del Gmayor o activación retardada en el mismo lado
Producción de energía hacia delante o hacia arriba insuficiente en las piernas		
Posición pélvica caída al correr		
Aductor mayor del muslo (muslo interior) tenso/dolorido. Orientación corporal asimétrica	Patrón de extensión de la cadera incorrecto: sobreutilización del aductor mayor del muslo para extender la cadera	Función del Gmayor reducida en el mismo lado
Orientación corporal asimétrica		
Mejor equilibrio en un lado que en otro		
Dorsal ancho excesivamente tenso (recuerde que el brazo dominante suele ser un poco menos flexible que el no dominante)	Sistema estabilizador oblicuo posterior incorrecto	Función del Gmayor reducida en el lado contrario

Glúteo medio (Gmed)

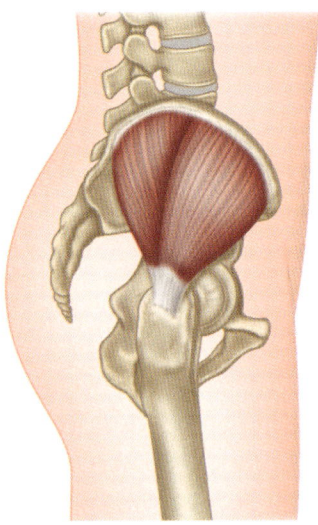

Origen
Superficie exterior del ilion inferior a la cresta ilíaca, entre la línea glútea posterior y la línea glútea anterior.

Inserción
Cresta oblicua de la superficie lateral del trocánter mayor del fémur.

Acción
Fibras superiores. Rotan lateralmente la articulación de la cadera. Pueden ayudar en la abducción de la articulación de la cadera.

Abduce la articulación de la cadera. Las *fibras anteriores* rotan medialmente y pueden ayudar a la flexión de la articulación de la cadera. Las *fibras posteriores* rotan lateralmente un poco la articulación de la cadera.

Inervación
Nervio glúteo superior, L4, L5, S1.

Evaluación del glúteo medio

"Un Gmayor y un Gmed fuertes son una rodilla estable."

Cuando exploro a un paciente que se presenta con dolor de rodilla o en la columna lumbar inferior, parte de mi proceso de evaluación incluye la comprobación de la fuerza de los músculos glúteos. Hemos hablado del orden de activación de la extensión de la cadera en este capítulo para determinar el orden correcto, pero ahora vamos a centrarnos en la función del glúteo medio (Gmed) y en cómo se puede evaluar esta funcionalidad.

Función del glúteo medio

El Gmed se utiliza principalmente en el ciclo de la marcha, sobre todo durante el contacto inicial con el suelo y en la fase de apoyo del ciclo. A grandes rasgos, el Gmed es responsable de mantener la posición de la pelvis mientras andamos de A a B.

El Gmed tiene fibras posteriores en su estructura, así como un componente anterior; son las fibras posteriores las que deben preocupar al terapeuta. Las fibras posteriores del Gmed trabajan en colaboración con el Gmayor, y estos músculos controlan la posición de la cadera en rotación externa, lo que ayuda a alinear la cadera, la rodilla y la extremidad inferior cuando se inicia el ciclo de la marcha.

Como ejemplo, imagine a un paciente al que se le pide que ande mientras el terapeuta observa el proceso. Cuando el paciente coloca su peso sobre su pierna izquierda en la fase de contacto inicial del ciclo, el Gmed es responsable de parte del mecanismo de estabilidad al actuar sobre el miembro inferior; esto también ayuda a la alineación general de la extremidad inferior. El paciente sigue con el ciclo de la marcha y pasa a la fase de apoyo. En esta fase, el Gmed es responsable de abducir la cadera derecha; el terapeuta vería cómo la cadera derecha empieza a estar más alta que la izquierda. Este proceso es muy importante, ya que permite que la pierna derecha se balancee durante la fase de balanceo de la marcha.

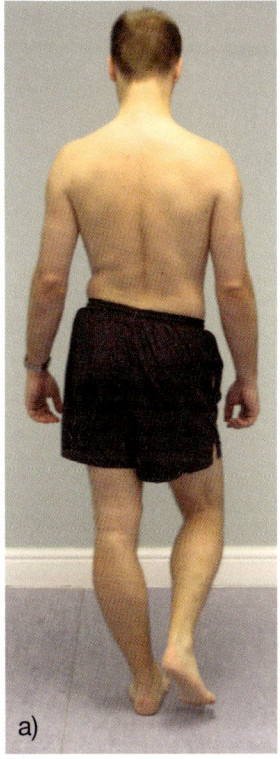
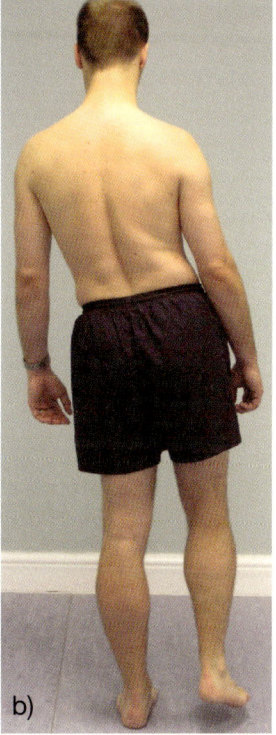

Figura 10.7. a) Marcha de Trendelenburg.
b) Marcha compensatoria de Trendelenburg.
Reproducción de Etphinston, J. Sport, Stability and Performance Movement: Great Technique without Injury. Lotus Publishing, 2008.

Si hay alguna debilidad en el Gmed izquierdo, el cuerpo responderá de dos formas durante el ciclo de la marcha: bien la pelvis se inclina hacia abajo en el lado contralateral a la pierna de apoyo (la derecha en este caso), dando la impresión de que se trata de un patrón de marcha de Trendelenburg (figura 10.7a), o bien se adopta un patrón compensatorio de Trendelenburg que hará que el paciente desplace excesivamente todo el tronco a la cadera más débil (figura 10.7b).

Cuando nos apoyamos en un solo pie, activamos el sistema estabilizador lateral, compuesto por el glúteo medio, el glúteo menor, los aductores del lado ipsolateral y el cuadrado lumbar del lado contralateral. Como ya hemos explicado antes, si existe una debilidad, esto probablemente provocará la hiperactivación de otros músculos debido al proceso de compensación. Los pacientes que presentan una debilidad del Gmed (fibras posteriores) tienden a tener hiperactividad de los aductores y del tracto iliotibial a través de la conexión con el tensor de la fascia lata; también el piramidal presenta hiperactividad si las fibras posteriores del Gmed están débiles.

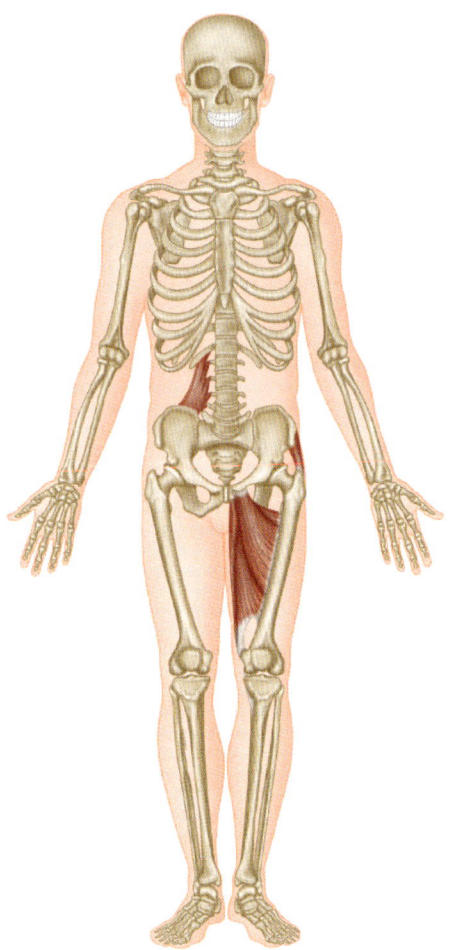

Sistema estabilizador lateral
El sistema estabilizador lateral está formado por:

Glúteos medio y menor
(abductores de la cadera)
Aductores ipsolaterales
(mismo lado) de la cadera
Cuadrado lumbar contralateral
(lado opuesto)

Figura 10.8. Sistema estabilizador lateral.

Ahora vamos a echar un vistazo al "orden de activación" del movimiento de abducción de la cadera para determinar si el Gmed se activa normalmente.

Prueba del patrón de activación de la abducción de cadera

El paciente debe tumbarse sobre el costado con ambas piernas juntas. En esta secuencia, se evaluarán tres músculos: glúteo mediano (Gmed), tensor de la fascia lata (TFL) y cuadrado lumbar (CL). El terapeuta puede palpar el CL colocando su mano derecha levemente sobre el músculo (figura 10.9). A continuación, el terapeuta puede palpar el Gmed y el TFL colocando un dedo en el TFL y el pulgar en el Gmed.

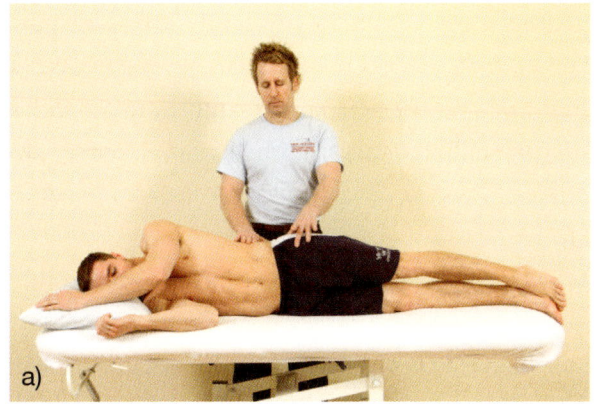

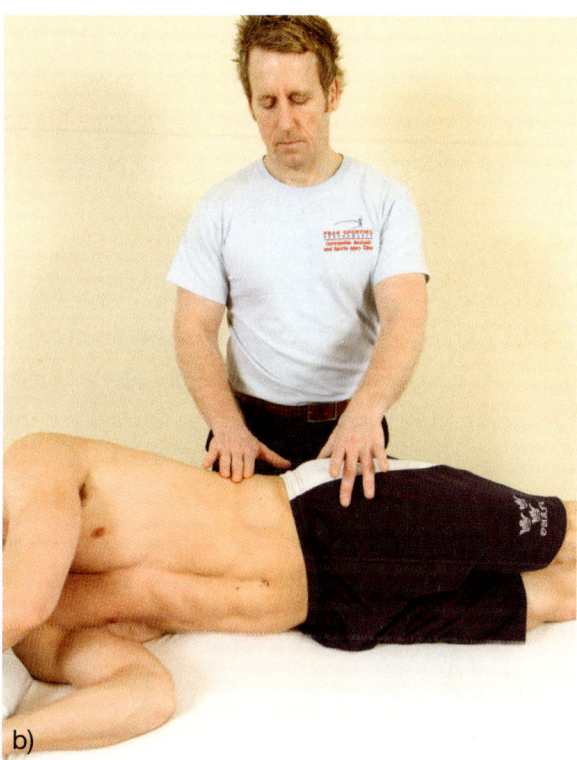

Figura 10.9. (a) Palpación del CL, Gmed y TFL. (b) Primer plano de la posición de la mano.

El paciente debe despegar la pierna izquierda en abducción unos cuantos centímetros por encima de la pierna derecha y el terapeuta debe percibir la secuencia de activación (figura 10.10).

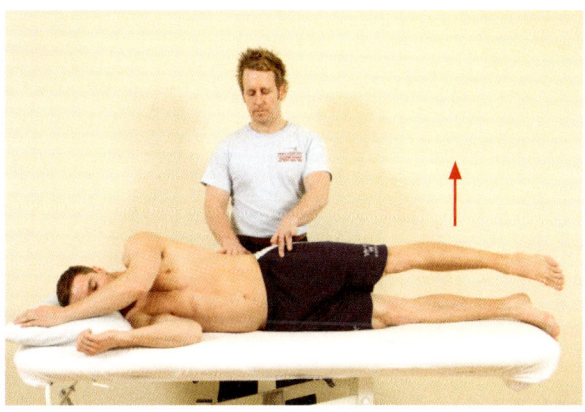

Figura 10.10. El terapeuta percibe la secuencia de activación mientras el paciente abduce la pierna izquierda.

La secuencia de activación correcta debería ser glúteo medio, seguido de TFL y, por último, CL, a 25° de elevación de la pelvis. Si el CL o el TFL se activan primero, eso indicaría una secuencia de activación incorrecta, lo que produciría un acortamiento adaptativo.

Una vez que hemos determinado el patrón de secuencia de activación de la abducción de cadera, tenemos que decidir el siguiente paso. La mayoría de los pacientes creen que necesitan fortalecer sus músculos Gmed debilitados yendo al gimnasio, sobre todo si les dicen que están débiles, y hacen muchos ejercicios de abducción tumbados sobre su costado. La principal dificultad a la hora de fortalecer un Gmed aparentemente débil es que dichos ejercicios no lo fortalecen, repito, no fortalecen el Gmed, sobre todo si el TFL y el CL son los abductores dominantes. El piramidal también intervendrá al ser un abductor débil, lo que puede provocar una disfunción pélvica/sacroilíaca, complicando aún más el problema subyacente.

Así que la solución a este dilema es que, inicialmente, hay que dejar a un lado el fortalecimiento del Gmed y centrarse en los tejidos acortados/tensos de los aductores, el TFL y el CL. En teoría, al alargar los tejidos tensos, el tejido alargado y debilitado se vuelve más corto y, automáticamente, puede recuperar su fuerza. Si, tras cierto tiempo (se recomiendan dos semanas), el Gmed no ha recuperado su fuerza, se pueden añadir ejercicios de fuerza específicos y funcionales para este músculo.

Prueba de fuerza de las fibras anteriores/posteriores del glúteo medio

El paciente debe tumbarse sobre el costado. El terapeuta debe palpar el Gmed del paciente con su mano derecha y el paciente debe abducir la cadera izquierda unos cuando centímetros por encima de la pierna derecha. Para empezar, el paciente debe mantener esta posición isométricamente. A continuación, el terapeuta debe colocar su mano izquierda cerca de la rodilla del paciente y aplicar presión hacia abajo sobre la pierna; el paciente deberá oponer resistencia a dicha presión (figura 10.11). Si puede resistir la presión aplicada, el Gmed se clasifica como normal.

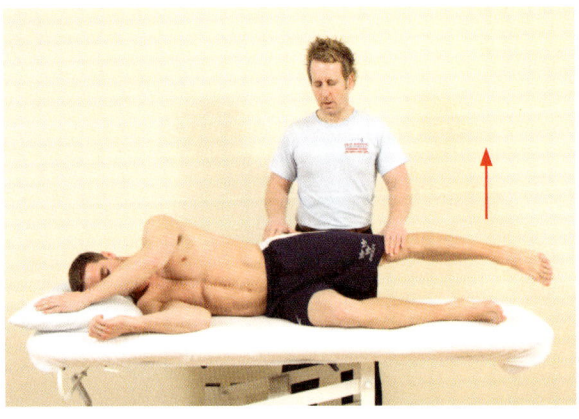

Figura 10.11. El paciente abduce su cadera izquierda contra resistencia aplicada por el terapeuta.

Prueba de fuerza de las fibras posteriores del glúteo medio

En la figura 10.12, el terapeuta controla la pierna izquierda del paciente en una leve extensión y rotación externa para poner más énfasis en las fibras posteriores del Gmed. Como antes, el terapeuta debe aplicar presión hacia abajo (figura 10.13), y si el paciente puede resistir esta fuerza, las fibras posteriores del Gmed se clasifican como normales.

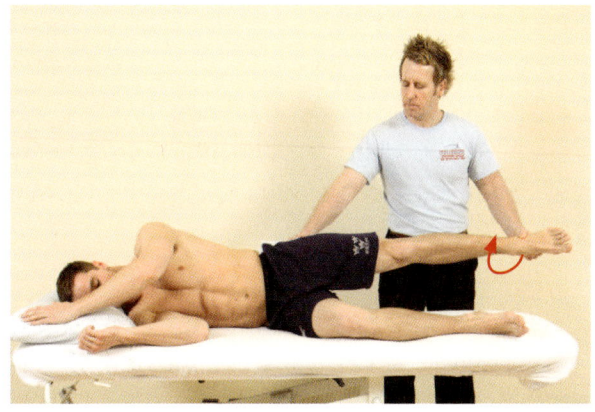

Figura 10.12. La rotación externa de la cadera enfatiza las fibras posteriores del Gmed.

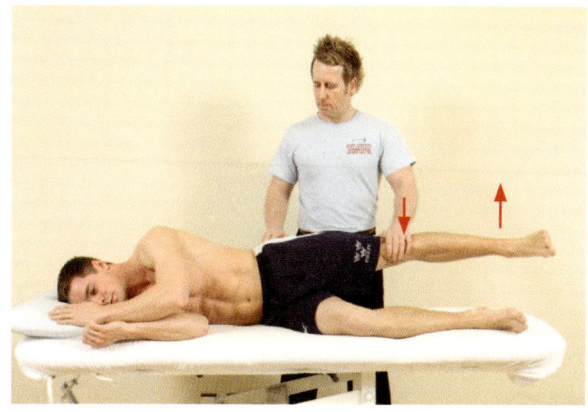

Figura 10.13. El terapeuta aplica presión hacia abajo sobre la cadera abducida del paciente.

Tabla 10.5. Resumen del Gmed. Reproducción de Etphlnston, J. Sport, Stability and Performance Movement: Great Technique without Injury. Lotus Publishing, 2008.

El atleta se presenta con	¿Qué puede implicar?	Hallazgos probables
Marcha del péndulo o del fanfarrón	Estrategia incorrecta para soportar peso	Gmed débil
Cuadrado lumbar tenso (músculos laterales del tronco)	Dificultad para orientar el tronco verticalmente sobre la pelvis al andar, lo que exige que se usen excesivamente los músculos laterales del tronco	Gmed débil en el lado opuesto
Piramidal tenso	Control pélvico incorrecto al llevar peso que exige un mayor control en el plano coronal	Gmed débil en el mismo lado
TIT tenso/dolor lateral de rodilla/dolor de rótula	Abducción de cadera o estrategia de flexión de cadera incorrectas	Gmed débil, psoas débil en el mismo lado

Serrato anterior

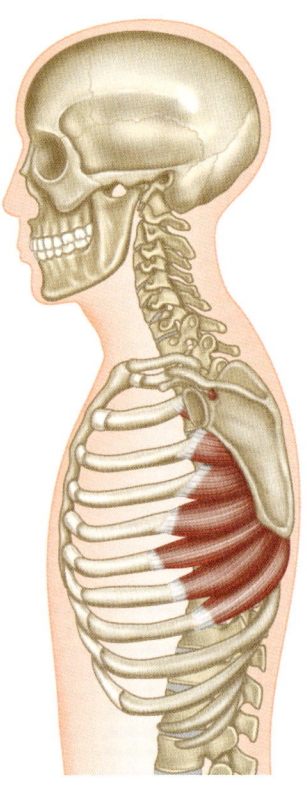

Origen
Superficies exteriores y bordes superiores de las ocho o nueve costillas superiores, y la fascia que cubre los espacios intercostales.

Inserción
Superficie anterior (costal) del borde medial de la escápula y ángulo inferior de la escápula.

Acción
Rota la escápula para la abducción y la flexión del brazo. Prolonga la escápula (tira de ella hacia delante, en la pared torácica, y la acerca más a ella), facilitando los movimientos de empuje como hacer flexiones o dar puñetazos.

Inervación
Nervio torácico largo, C5, C6, C7, C8.

Evaluación del serrato anterior

Prueba de la flexión contra la pared

La prueba de la flexión contra la pared es un movimiento de baja carga que estudia la coordinación de la cintura escapular con el tronco. Para esta prueba, tenemos que centrarnos especialmente en la posición de la escápula mientras rota en torno a la caja torácica. Una variación de la prueba consiste en que el terapeuta observe la posición del tronco, la cabeza y el abdomen del paciente para detectar desviaciones de lo normal obvias, lo que indicaría que hay otras disfunciones. No obstante, esas disfunciones no se tratarán en este libro.

Estando de pie, el paciente debe colocar las manos sobre una pared delante de él, a la altura de los hombros, con los brazos rectos, como se muestra en la figura 10.14. A continuación, debe doblar los codos para realizar un movimiento de "flexión" contra la pared.

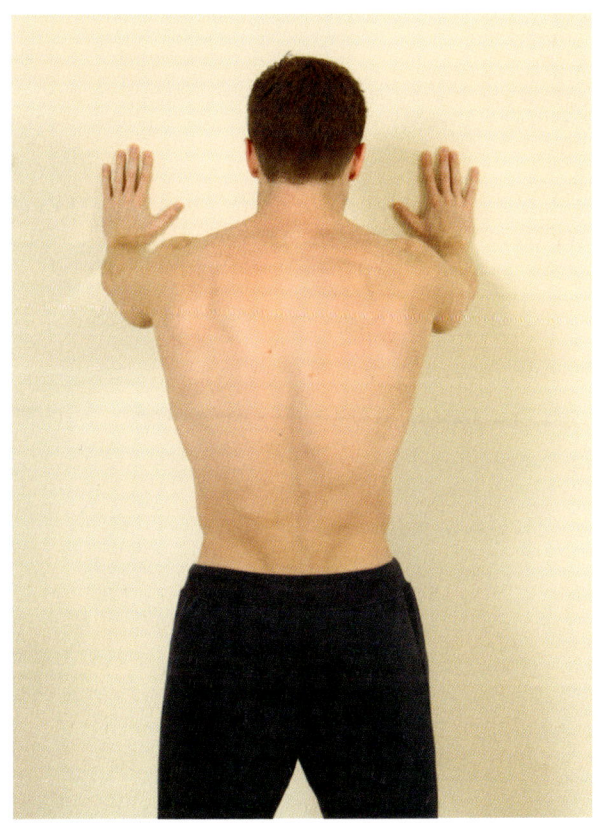

Figura 10.14. Posición inicial: la posición normal de la escápula.

Desde esta posición, el paciente debe realizar la flexión y controlar excéntricamente el movimiento contra la pared utilizando los pectorales, como se puede ver en la figura 10.15. El terapeuta observa el movimiento de la escápula mientras el paciente realiza este movimiento.

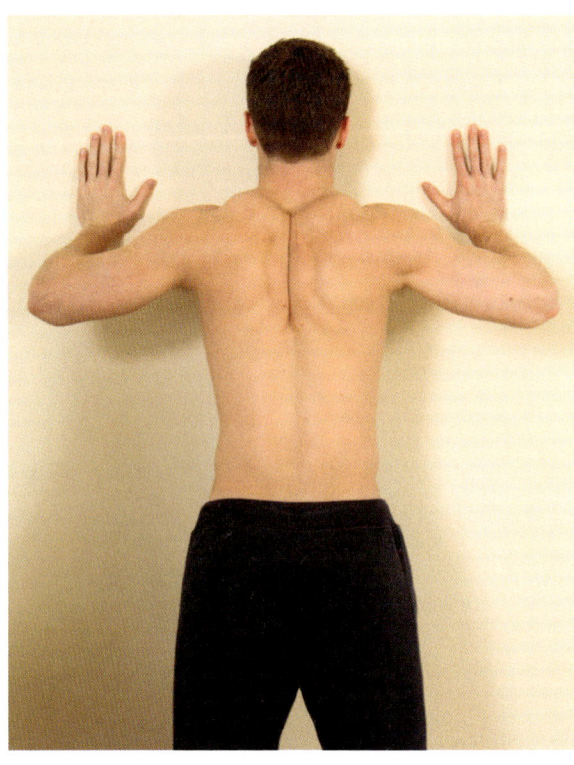

Figura 10.15. Parte 1: la posición normal de la escápula retraída.

En la figura 10.16 se muestra una posición escapular normal, como indica la posición de la escápula contra la caja torácica, sin signos de escápula "alada". Esto confirma una normalidad del serrato anterior.

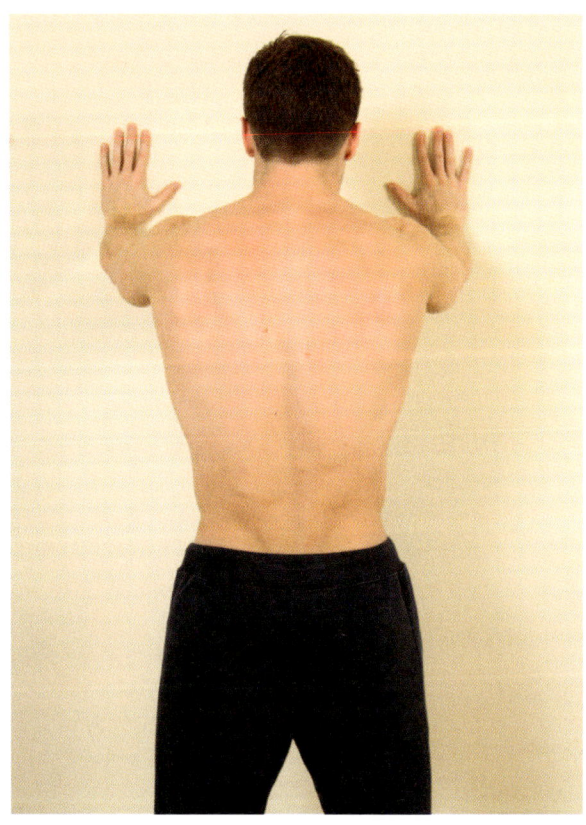

Figura 10.16. Parte 2: la posición normal de la escápula contra la caja torácica.

En la figura 10.17a aparece una escápula derecha "alada", lo que podría indicar una debilidad del serrato anterior derecho o un posible daño en el nervio que suministra al serrato anterior. A este nervio se le conoce como nervio torácico largo y tiene su origen a nivel de la C5, C6 y C7. Un paciente con un historial previo de dislocaciones de hombro que hayan causado un daño prolongado en el nervio torácico largo puede presentar una escápula "alada" excesiva (figura 10.17b).

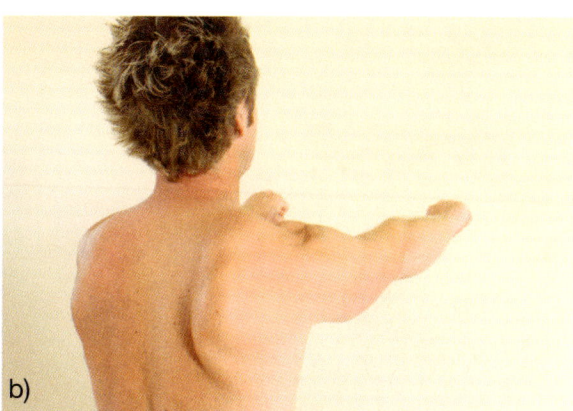

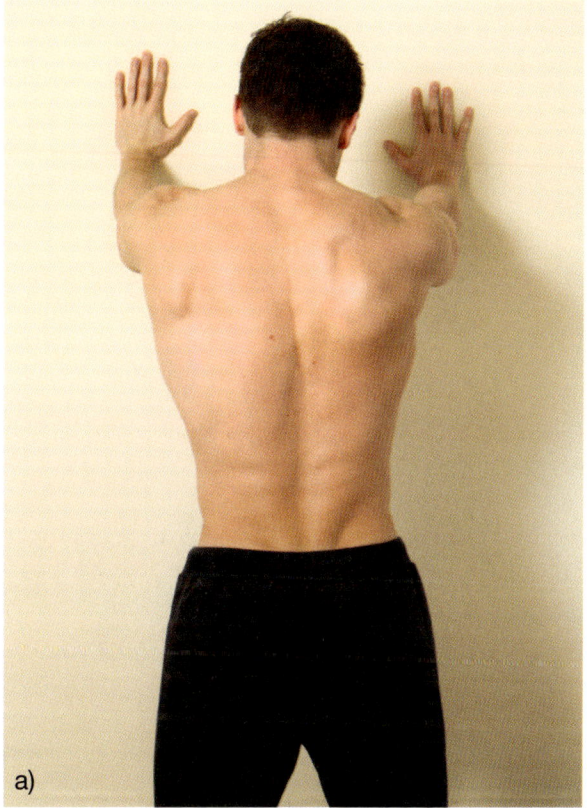

Figura 10.17. (a) Escápula derecha alada, lo que indica una pérdida del control escapular. (b) Escápula derecha excesivamente alada.

Prueba de la protracción escapular

Una alternativa a la prueba de la flexión contra la pared es la prueba de la protracción escapular, que puede hacerse con el paciente en decúbito supino, como se muestra en la figura 10.18, o sentado, como se ve en la figura 10.19.

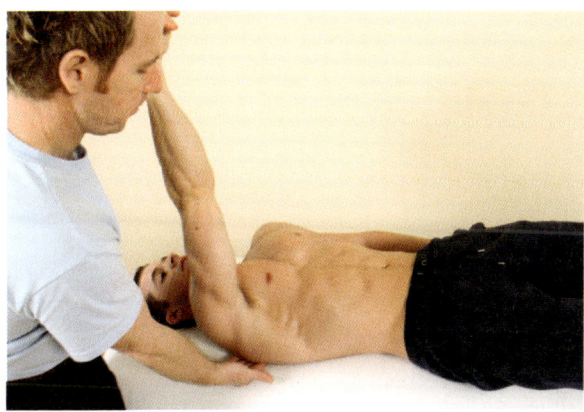

Figura 10.18. Con el paciente tumbado en decúbito supino, el terapeuta palpa el borde medial de la escápula derecha y aplica presión en el puño derecho del paciente.

El paciente debe colocar su brazo en una flexión de 90° con el puño cerrado; el terapeuta debe coger el puño cerrado del paciente y palpar el borde medial de la escápula derecha. El terapeuta aplica una presión en el puño cerrado del paciente e intenta forzar la escápula en una posición "retraída" mientras que aquel opone resistencia a la presión. Si la escápula se percibe como "alada", se anota una debilidad en el serrato anterior.

En la figura 10.19a se puede ver una escápula normal, no "alada". En cambio, en la figura 10.19b se percibe que la escápula derecha del paciente es excesivamente "alada", algo que se puede ver incluso sin que el terapeuta tenga que aplicar presión.

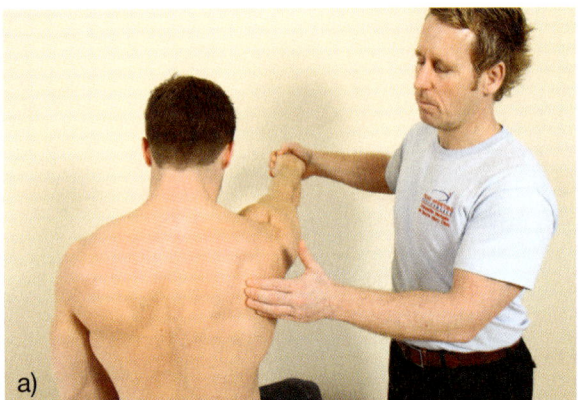 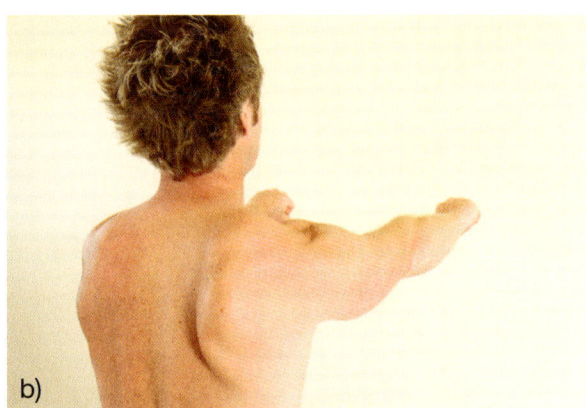

Figura 10.19. El terapeuta palpa para ver si la escápula derecha es "alada". (a) Escápula normal, no "alada". (b) El paciente presenta una escápula excesivamente "alada".

NOTAS

Fibras inferiores del trapecio

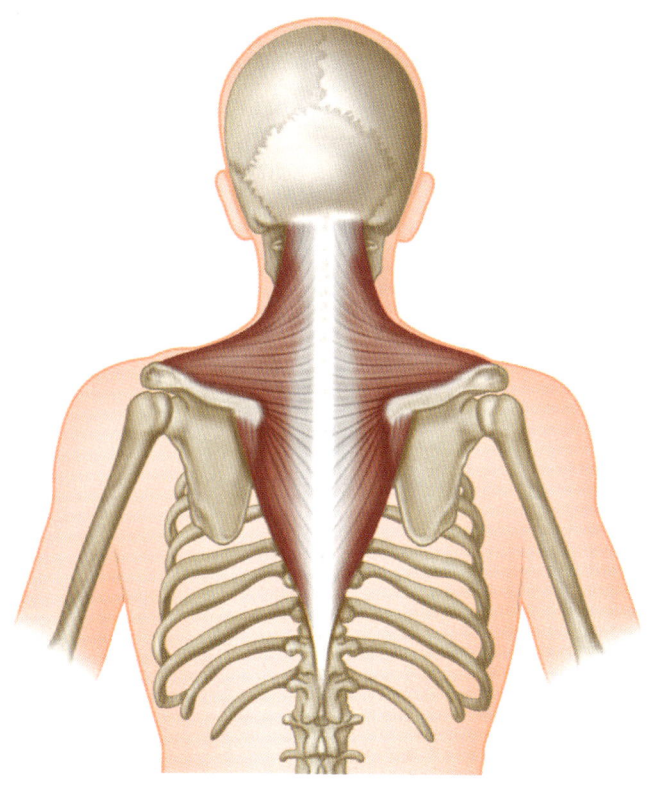

Origen

Tercio medial de la línea nucal superior del hueso occipital. Protuberancia occipital externa. Ligamento nucal. Apófisis espinosas y ligamentos supraespinosos de la séptima vértebra cervical (C7) y todas las vértebras torácicas (T1-T12).

Inserción

Borde medial de la cresta de la espina de la escápula y el tubérculo de esta cresta.

Acción

Deprime la escápula, sobre todo contra resistencia, como cuando usamos las manos para levantarnos de una silla y, con las fibras superiores, rota la escápula, como al levantar el brazo por encima de la cabeza.

Inervación

Inervación motora: nervio accesorio (XI).
Inervación sensitiva (propiocepción): rama ventral de los nervios cervicales, C2, C3 y C4.

Evaluación de las fibras inferiores del trapecio

Prueba de la retracción del brazo en decúbito prono

El paciente debe colocarse en decúbito prono sobre la camilla (figura 10.20) o puede evaluarse estando sentado (figura 10.21).

A continuación, se le pide al paciente que coloque su brazo a, aproximadamente, 140 grados de abducción, como se muestra en la figura. El terapeuta aplica una presión hacia abajo en el brazo izquierdo del paciente y palpa el trapecio inferior del mismo con su mano izquierda.

El paciente debe oponer resistencia a la presión aplicada por el terapeuta; si el paciente puede resistir la presión, el trapecio inferior se considera normal. El terapeuta debe percibir si el paciente no puede resistir la presión o si la escápula es "alada" respecto a la caja torácica

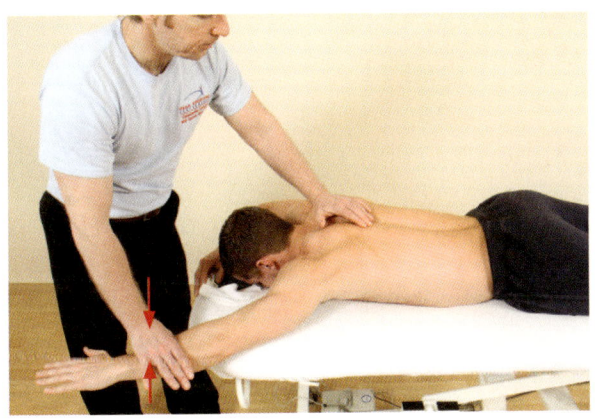

Figura 10.20. El paciente (en decúbito prono) opone resistencia a la presión aplicada por el terapeuta.

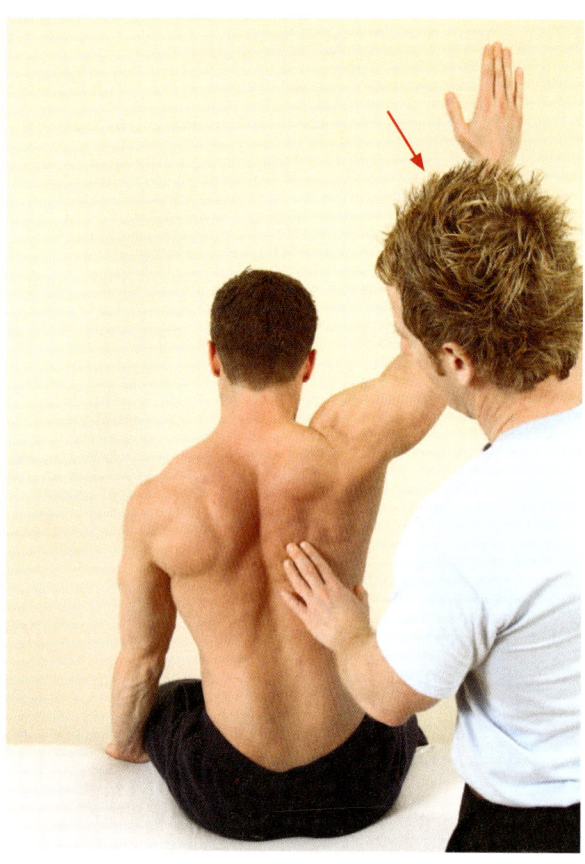

Figura 10.21. El paciente (sentado) opone resistencia a la presión aplicada por el terapeuta.

El terapeuta pide al paciente que oponga resistencia a la presión aplicada a su brazo derecho y, al mismo tiempo, palpa el trapecio inferior del paciente.

La debilidad del trapecio inferior es un problema común en los atletas; en mi opinión, esto se debe a que los atletas afectados son "predominantemente pectorales". Es decir, sus pectorales son hiperactivos y se han desarrollado en un estado acortado y tenso. Para ayudar a recuperar la fuerza perdida del trapecio inferior debilitado, se debe identificar el acortamiento relativo de los pectorales menor y mayor (véase el capítulo 7). Una vez que se ha identificado que los pectorales acortados están tensos, puede iniciarse un programa de alargamiento utilizando las técnicas TEM descritas en este libro. Si, tras un plazo aproximado de dos semanas, el debilitamiento del trapecio inferior persiste, se puede incorporar un protocolo de fortalecimiento.

Bibliografía

Abernethy, B., Hanrahan, S., Kippers, V., MacKinnon, T., & Pandy, M. 2004. *The Biophysical Foundations of Human Movement*. Human Kinetics, Champaign, IL.

Cailliet, R. 2003. *The Illustrated Guide to Functional Anatomy of the Musculoskeletal System*. American Medical Association, Chicago.

Chaitow, L. 2006. *Muscle Energy Techniques*. 2nd ed. Churchill Livingstone, Edinburgh. (Publicado en español por Paidotribo con el título *Técnicas de energía muscular*).

Chek, P. 2009. *An Integrated Approach to Stretching*. C.H.E.K. Institute, Vista, CA.

Earls, J. & Myers, T. *Fascial Release for Structural Balance*. Lotus Publishing, Chichester, UK/ North Atlantic Books, Berkeley, CA. (Publicado en español por Paidotribo con el título *Inducción miofascial para el equilibrio estructural*).

Elphinston, J. 2008. *Stability, Sport and Performance Movement: Great Technique without Injury*. Lotus Publishing, Chichester, UK/North Atlantic Books, Berkeley, CA.

Hammer, W. 1999. *Functional Soft Tissue Examination and Treatment by Manual Methods: New Perspectives*. 2nd ed. Aspen, New York.

Janda, V. 1983. *Muscle Function Testing*. Butterworth-Heinemann, London, UK.

Jarmey, C. 2008. *The Concise Book of Muscles*. 2nd ed. Lotus Publishing. Chichester, UK/North Atlantic Books, Berkeley, CA. (Publicado en español por Paidotribo con el título *Atlas conciso de los músculos*).

Jarmey, C. 2006. *The Concise Book of the Moving Body*. Lotus Publishing. Chichester, UK/North Atlantic Books, Berkeley, CA. (Publicado en español por Paidotribo con el título *Libro conciso del cuerpo en movimiento*).

Kendall, F.P., McCreary, E.K., Provance, P.G., Rodgers, M. & Romani, W. 2010. *Muscle Testing and Function with Posture and Pain*. 5th ed. Lippincott, Williams and Wilkins, Baltimore.

Lee, D.G. 2004. *The Pelvic Girdle: An Approach to the Examination and Treatment of the Lumbo-pelvic-Hip Region*. Churchill Livingstone, Edinburgh.

Martin, C. 2002. *Functional Movement Development*. 2nd ed. W. B. Saunders Co., London.

Richardson, C., Jull, G., Hodges, P. & Hides, J. 1999. *Therapeutic Exercise for Spinal Segmental Stabilisation in Low Back Pain: Scientific Basis and Clinical Approach*. Churchill Livingstone, Edinburgh.

Thomas, C.L. 1997. *Taber's Cyclopaedic Medical Dictionary*. 18th ed. FA Davis, Philadelphia, USA.

Wilmore, J.H. & Costill, D.L. 1994. *Physiology of Sport & Exercise*. Human Kinetics, Champaign, IL.

Índice alfabético

Nombre del paciente:

FORMULARIO DE EVALUACIÓN POSTURAL: PARTE SUPERIOR DEL CUERPO

Músculos	Fecha:	Fecha:	Fecha:
Trapecio superior			
Elevador de la escápula			
Esternocleidomastoideo			
Escalenos			
Dorsal ancho			
Pectoral mayor			
Pectoral menor			
Músculos coracoides Cabeza corta del bíceps braquial Coracobraquial			
Subescapular			
Infraespinoso			

FORMULARIO DE EVALUACIÓN POSTURAL: PARTE INFERIOR DEL CUERPO

Músculos	Fecha:	Fecha:	Fecha:
Gastrocnemio			
Sóleo			
Isquiotibiales mediales			
Isquiotibiales laterales			
Tensor de la fascia lata / tracto iliotibial			
Aductores			
Recto femoral			

FORMULARIO DE EVALUACIÓN POSTURAL: TRONCO/PELVIS Y CADERA

Músculos	Fecha:	Fecha:	Fecha:
Piramidal			
Cuadrado lumbar			
Psoas mayor e ilíaco			
Erector de la columna lumbar			

Claves: I = Igual.

D/I = Corto en el lado izquierdo o derecho.

Patrón de activación de la extensión de la cadera: lado izquierdo.

Patrón de activación de la extensión de la cadera: lado izquierdo.

	1°	**2°**	**3°**	**4°**
Glúteo mayor	○	○	○	○
Isquiotibiales	○	○	○	○
Erector contralateral de la columna	○	○	○	○
Erector ipsolateral de la columna	○	○	○	○

Patrón de activación de la extensión de la cadera: lado derecho.

	1°	**2°**	**3°**	**4°**
Glúteo mayor	○	○	○	○
Isquiotibiales	○	○	○	○
Erector contralateral de la columna	○	○	○	○
Erector ipsolateral de la columna	○	○	○	○

FORMULARIO DE EVALUACIÓN DE DEBILIDADES MUSCULARES

Músculos	Fecha:	Fecha:	Fecha:
Glúteo mayor			
Glúteo medio			
Fibras posteriores del glúteo medio			
Serrato anterior			
Fibras inferiores del trapecio			

Claves: I = Igual.
D/I = Debilidad en el lado izquierdo o derecho.

Printed in Great Britain
by Amazon